# 慢性病风险评估模型：理论、方法和应用

丁荔洁　薛付忠　著

山东大学出版社
SHANDONG UNIVERSITY PRESS

·济南·

**图书在版编目(CIP)数据**

慢性病风险评估模型:理论、方法和应用/丁荔洁,
薛付忠著.—济南:山东大学出版社,2021.12
ISBN 978-7-5607-7232-5

Ⅰ.①慢…  Ⅱ.①丁…  ②薛…  Ⅲ.①慢性病—风险
评价—评价模型  Ⅳ.①R442.9

中国版本图书馆 CIP 数据核字(2021)第 228670 号

策划编辑  武迎新
责任编辑  李昭辉
封面设计  王秋忆

| | |
|---|---|
| 出版发行 | 山东大学出版社 |
| 社　　址 | 山东省济南市山大南路 20 号 |
| 邮政编码 | 250100 |
| 发行热线 | (0531)88363008 |
| 经　　销 | 新华书店 |
| 印　　刷 | 山东星海彩印有限公司 |
| 规　　格 | 720 毫米×1000 毫米　1/16 |
| | 12 印张　191 千字 |
| 版　　次 | 2021 年 12 月第 1 版 |
| 印　　次 | 2021 年 12 月第 1 次印刷 |
| 定　　价 | 36.00 元 |

# 前　言

　　慢性病是严重威胁我国居民身体健康的一类疾病,已成为影响国家经济社会发展的重大公共卫生问题之一。慢性病的发生和流行与经济、社会、资源、环境等因素密切相关。随着我国工业化、城镇化、人口老龄化进程的不断加快,居民不良生活方式、环境污染、食品安全等问题对健康的影响逐步显现,慢性病的发病率不断升高,患病人数和死亡人数也在不断增多,也给我国的医疗卫生体系造成了日益沉重的负担。慢性病影响因素的综合性和复杂性,决定了慢性病防治任务的长期性和艰巨性。

　　为了控制慢性病的发生,促进我国居民的健康,提升全民的身体素质,降低高危人群的发病风险,提高慢性病患者的生存质量,减少可预防的慢性病的发病、死亡和残疾,提高居民健康期望寿命,推进"健康中国"建设,就需要我们加强对慢性病的预防工作。其中,建立有效的慢性病风险评估模型就是有效的预防措施之一。

　　本书主要针对慢性病风险评估模型的相关理论、方法和应用展开了论述,具体内容安排为:第一章介绍了慢性病风险评估的意义、基本概念、目的和建模的策略及挑战等;第二章介绍了预测模型建模中的统计学方法和流行病学策略;第三章具体介绍了预测模型的建模步骤;第四章针对预测模型构建中的模型选择与比较等设计了模拟试验,进行了系统的探讨;第五章以案例的形式介绍了风险评估的建模过程和应用;第六章介绍了大数据背景下风险评估模型的建模策略和前景展望。

　　总之,笔者在本书中对如何建立有效的慢性病风险评估模型进行了举例论述,并介绍了大数据背景下慢性病风险评估模型的应用情况,以期为预防慢性病的发生发展提供一定的科学依据。由于笔者水平所限,书中的不妥之处在所难免,敬请读者批评指正。

丁荔洁

2021 年 10 月

# 目　录

# 第一章  慢性病风险评估概述

## 第一节  慢性病风险评估的意义、基本概念和目的

### 一、慢性病风险评估的意义

健康是人类的基本权利，也是人生的第一财富，只有保持健康、远离疾病才能真正拥有幸福。早在1948年，世界卫生组织（WHO）就提出了三维健康观，即健康是生理、心理、社会适应的完好状态，而不仅仅是没有疾病和衰弱。健康是日常生活中的一项资源，而不是生活的目标。健康是一个积极的概念，它不仅是个人身体素质的体现，也是社会和个人的资源。健康涵盖了身体健康、心理健康、智力健康、社交健康等多个方面，而维护身心健康、远离疾病则是维持机体全面健康的根本。任何疾病从发生、发展到转归为某结局（并发症、死亡等）的过程，都是风险因素逐渐积累的结果。在遗传、社会、自然环境、医疗条件及个人生活方式等因素的综合作用下，多数疾病都要经历"健康→低危险状态→高危险状态→早期病变→出现症状→疾病→最终结局"的演变过程。这一演变过程通常不易被察觉，而且往往会持续几年到十几年，甚至几十年。对此，应该通过健康管理来预防疾病的发生或延缓疾病的进展。

健康管理（health management）是指对个体（包括健康个体、亚健康个体与患者）或群体（包括健康人群、亚健康人群、疾病人群）的健康进行全面监

测、分析、评估、预测,提供健康咨询与指导,并对健康危险因素进行干预和管理的全过程。健康管理通过系统监测疾病的危险因素,评估发病或预后风险,实施有针对性的预防性干预,以阻断、延缓甚至逆转疾病的发生和发展过程,达到维护健康的目的。完整的健康管理应包括采集个人健康信息(如健康体检)、进行健康/疾病风险评估、实施健康指导和健康干预三个基本环节,其核心是调动多方面的积极性,对危害健康或导致疾病的危险因素进行识别、评估、预测和干预。健康风险评估是健康管理过程中的关键环节,它通过定量分析个体的健康信息(如体检结果),预测个体未来一段时间内发生某种疾病(例如冠心病)的可能性,并据此提供有针对性的个性化控制与干预策略和措施,以达到维护健康或延缓疾病发展的目的。

当今社会,随着互联网、云计算和物联网技术的成熟和发展,医疗/卫生信息化的广泛普及,使得医疗/卫生相关的数据量(涵盖居民健康档案及基本公共卫生、健康体检、临床诊疗、健康/疾病监测、高端客户健康监测、健康保险等多个大类的数据)正在以惊人的速度增长。与此同时,组学技术(如基因组、影像组等)的推广应用,以及可穿戴移动式医疗和健康设备的迅猛发展,促使健康医疗领域快速进入了"大数据"时代,即大数据驱动的医学研究及健康医疗实践已经成为现实。同样,在健康医疗大数据的驱动下,慢性病预测模型的构建也迎来了空前的发展机遇。为此,笔者根据自己采用的相关健康管理学理论方法及带领的转化应用研究团队,历经多年的艰苦攻关,建立了健康/疾病管理大数据云平台,进而遵循健康/疾病管理学的基本原理,融合多学科交叉资源,构建了健康医疗大数据驱动下的健康管理学理论方法体系,基于实时队列数据流、实时纵向监测数据流、实时函数型数据流三种情形的健康医疗大数据,提出了慢性病预测模型构建的八个基本步骤和四个技术要点,并就风险及风险测量指标的建立(包括相对风险、人群平均基准风险、绝对风险、终身风险、相对绝对风险、超额绝对风险、竞争风险等)、预测模型的选择(涉及回归模型、原因别风险模型、部分分布风险模型、多中心竞争风险模型、机器学习模型、现场可编程门阵列机器学习等)、风险预测结果展示等进行了系统阐述,为基于健康医疗大数据构建慢性病预测模型奠定了基础。

## 二、慢性病风险评估的基本概念

### (一)健康/疾病风险评估

健康/疾病风险评估是指对个体或群体的健康状况及未来患病和(或)死亡危险性的量化评估,其目的是帮助评估对象了解自己的真实健康风险,指导其改变或修正不健康的行为。健康/疾病风险评估起源于刘易斯·罗宾斯(Lewis C. Robbins)在1940年总结的预防子宫颈癌和心脏病的学术观点。当时,罗宾斯认为医生应该评价患者的健康风险,用于指导预防疾病,并且编制了首个健康风险表,该表使医疗检查结果具备了预测疾病的能力。随后,在1950年罗宾斯又主持制定了"10年期死亡率风险表格"(tables of 10-year mortality risk),作为健康风险评估的培训教学材料。1970年,罗宾斯和杰克·哈尔(Jack Hall)出版了《如何运用前瞻性医学》(*How to Use Prospective Medicine*)一书,阐述了当前健康危险因素与未来健康结局间的量化关系,并开发了健康/疾病风险评估工具包(包括问卷、风险计算及反馈沟通的方法等)。至此,健康/疾病风险评估的概念基本确定,并进入了大规模应用和快速发展时期。

完整的健康/疾病风险评估流程包括健康/疾病信息检测和采集(问卷调查、体格检查、实验室检查等)、健康/疾病风险评估模型(方法)的构建和提供风险评估报告。其中,健康风险评估(health risk appraisal,HRA)是指对危险因素和可能发生疾病的评估;危险因素评估包括吸烟、体力活动、膳食等生活方式和(或)行为危险评估,血压、血脂、血糖、体重、身高、腰围等生理指标危险因素评估,以及对个体存在危险因素的数量和危险因素严重程度的评估,旨在发现主要健康问题及可能发生的主要疾病,以便对危险因素进行分层管理(如高血压危险度分层管理、血脂异常危险度分层管理等)。相反,疾病风险评估(disease specific health assessment,DSHA)则是指对特定疾病患病风险的评估,包括单因素加权法和多因素模型法两种基本方法:单因素加权法是简单地将单一因素与发病率的关系以相对危险性表示其强度,得出的各相关因素的加权分数即为患病的危险性,该法具有简单实用、计算量小的特点,其典型代表是哈佛癌症风险指数;多因素模型法是基于多种危险因素的组合,采用多元回归模型等多因素方法,得出患病危险性与危险因素之间的关系模型,其典型代表是建立在长期前瞻性队列研究基础上的弗雷明翰(Framingham)心血管病预测模型。更广义地来说,按应用领域的不同,健康/疾病风险评估还可分为临床评估(包括体检、门诊、入院、治疗评估等)、健康过程及结果评估(包括健康状态、患病危险性、疾病并发症评估及预后评估等)、生活方式及健康行为评估(包括膳食、运动等的习惯评估等)、公共卫生监测与人群健康评估(包括环境、食品安全、职业卫生评估)等。

健康风险评估的目的是帮助个体全面、尽早地认识健康风险,鼓励和帮助人们纠正不健康的行为,制订个体化的健康干预措施,评价干预措施的有效性,以及通过对健康管理人群的合理分类提高预防干预措施的有效性等。疾病风险评估模型是慢性病风险评估的主要工具,主要用于识别高危人群,进行危险因素干预,以达到较好的卫生经济学效果。疾病风险评估模型综合考虑了各种可能的危险因素,通常根据各种可能的危险因素进行风险评分,并以危险总分的高低来判断某人群是否为高危人群;或者以多因素考克斯(Cox)回归模型等预测未来特定时间的发病概率,根据概率切点判断高危人群。疾病风险评估模型能够预测评估对象在未来一段时间内患某种疾病的可能性,为其提供自我健康管理建议,也可为经济学家在合理配置医疗资源,预测未来的疾病负担,帮助政府决策者合理开展卫生服务项目,制定切合实际的卫生服务政策等方面提供依据。

(二)风险与风险测量

风险是指危险产生的可能性,等于严重性与发生可能性的乘积。在健康/疾病管理中,风险是健康/疾病结局导致的损失与其发生概率二者的函数,即风险 = $f$(损失,发生概率)。风险预测就是识别健康/疾病结局的损失及其严重程度,而风险管理则是通过干预降低损失的频度和严重程度。

风险评估旨在为开展有效的风险应对提供基于证据的信息和分析。风险评估包括风险识别、风险分析和风险评价三个步骤。

风险识别是发现、列举和描述风险要素的过程。风险识别的方法包括:

(1)基于证据的方法,如检查表法以及对历史数据的评审。

(2)系统性的团队方法,如一个专家团队遵循系统化的过程,通过一套结构化的提示或问题来识别风险。

（3）归纳推理技术，如危险与可操作性分析等。

风险分析是要增进对风险的理解，它为风险评价、决定风险是否需要应对以及采取最恰当的应对策略和方法提供信息支持。风险分析需要考虑导致风险的原因和风险源，风险事件的正面和负面的后果及其发生的可能性，影响后果和可能性的因素，不同风险及其风险源的相互关系以及风险的其他特性，还要考虑控制措施是否存在及其有效性。

风险分析有一些常用的方法，对于复杂的应用可能需要多种方法同时使用。用于风险分析的方法可以是定性的、半定量的、定量的或以上方法的组合。风险分析所需的详细程度取决于特定的用途、可获得的可靠数据和组织决策的需求。定性的风险分析可通过重要性登记来确定风险后果、可能性和风险等级，如高、中、低三个重要性程度。可以将后果和可能性两者结合起来，并对照定性的风险准则来评价风险等级的结果。半定量的方法可利用数字评级量表来测度风险的后果和发生的可能性，并运用公式将两者结合起来，确定风险等级。量表的刻度可以是线性的、对数的或其他形式。定量分析可估计出风险后果及其发生可能性的实际数值，并给出风险等级的数值。

风险评价包括将风险分析的结果与预先设定的风险准则相比较，或者在各种风险的分析结果之间进行比较，以确定风险的等级。风险评价通过利用风险分析过程中所获得的对风险的认识，来对未来的行动进行决策。

（三）风险度量指标

在医学背景中，风险预测就是识别健康/疾病结局的损失及其严重程度的健康管理过程。如图 1-1 所示，以心脑血管疾病为例，展示了危险因素作用于心脑血管系统导致发生各种心血管疾病的可能性和通过预测模型预测结局后果，将二者结合便可对风险进行量化，进而根据风险量化识别高危个体，并对危险因素进行干预以期降低风险。

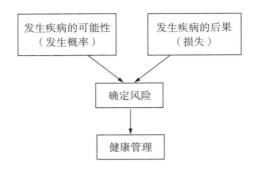

图 1-1  风险预测的简单过程

在健康/疾病风险评估和风险管理中,风险指标必须明确下列各种风险测量指标及其实际意义,以指导健康管理的实施。

(1)相对风险(relative risk,RR)。相对风险是指暴露组的危险度(测量指标是累积发病率)与对照组的危险度之比,也可定义为暴露组与对照组的发病密度之比,称为"率比"(rate ratio)。相对风险与率比都是反映暴露于发病(死亡)关联强度的指标,不能作为预测疾病风险的指标。

(2)人群平均基准风险(average baseline risk)。人群平均基准风险是在健康管理人群队列中随访观察一定时期内(如 5 年、10 年等)各年龄组人群的发病率或发病密度,其代表同性别、同年龄组人群一定时期内发生某种健康/疾病结局的平均风险水平,在健康/疾病风险评估中常常作为风险等级定义的参照。

(3)绝对风险(absolute risk,AR)。绝对风险也称为"粗风险"(crude risk)或"累积风险"(cumulative risk),是指具备某特定危险因素集的某个体在年龄 $\alpha$ 时未发生所研究的结局(如脑卒中),而在年龄($\alpha+\tau$)时段内发生该结局的概率,其中 $\tau$ 是人为规定的随访时间。

(4)终身风险(lifetime risk)。终身风险是指具备某特定危险因素集的某个体在当前年龄未发生所研究的结局,而在其剩余期望寿命(residual expected lifespan)内发生该结局的概率,故也称之为"剩余终身风险"(residual lifetime risk)。与绝对风险相比,终身风险更加强调危险因素作用的长期性和终身风险评估。与常用的 10 年累计风险相比,终身风险可更全面地评估一般人群总体(或个体)的疾病负担。在实践中,很多人对 10 年累计风险并不满意,认为只评估 10 年太短,更何况短期风险较低的成人多数实际上已经具有了较高的终身风险。

(5)相对绝对风险(relative absolute risk,RAR)。相对绝对风险是指在特定危险因素的组合下,个体年龄别绝对风险与群体中相同年龄的平均绝对风险之比,以反映每个个体的绝对危险,是同年龄组所有人的平均绝对危险的倍数。该指标有利于中青年人群及早认识自己潜在的患病风险,从而及早预防。相对绝对风险是针对绝对风险的缺陷而设计的,因为以 Framingham 模型为代表的绝对风险计算方法越来越暴露出了其局限性。例如,一个年龄大的健康个体与一个患有糖尿病、高胆固醇血症的年轻患者的 10 年绝对风险可能相同或相近,显然,仅根据绝对风险判断一个人是否需要干预(如服药)是不合理的。此外,一个年轻个体即使具备多种危险因素,其未来 10 年患病的绝对风险也会很低;但在其年龄增大后,将面临非常高的发病风险,而年轻时较低的风险分数会导致其放松警惕。将绝对风险和相对绝对风险结合应用,在防治实践中具有很多优点。

(6)超额绝对风险(excess absolute risk)。超额绝对风险是指在特定危险因素的组合下,个体年龄别绝对风险与群体中相同年龄的平均绝对风险(即人群平均基准风险)之差,以反映每个个体的绝对危险与同年龄组所有人的平均绝对危险之差。

(7)竞争风险(competing risks)。竞争风险是指在研究对象的整个生存期内,除了会出现所关心的结局(如脑卒中发生等)外,还会出现其他竞争性结局,这种结局的出现往往会导致所研究的结局不会再发生或影响其发生的概率,即出现了竞争。例如,在随访脑卒中的发生时,因其他非脑卒中原因导致的死亡即成为其竞争风险事件;又如,在随访脑卒中后的抑郁症患者时,因其他非抑郁症原因导致的死亡或其他并发症(如癫痫)也成为卒中后抑郁症的竞争风险事件。在构建疾病风险评估模型时,若使用传统的生存分析模型(如 Cox 模型),则通常将竞争风险按删失数据处理。实践证明,当存在竞争风险时,会导致对结局事件的预测偏差,尤其是像脑卒中等高年龄易发疾病。此时,在建立疾病风险预测模型时,需采用原因别竞争风险模型、部分分布竞争风险模型等,来预测、评估结局事件发生的绝对风险(AR)。

图 1-2 所示是一例 65 岁男性在具备某些特定危险因素组合下的缺血性

脑卒中发生的风险计算及其含义。从图 1-2 中不仅可以看出该男性个体和群体中所有同龄男性（平均）的缺血性脑卒中发病的绝对风险（如 10 年）和终身风险趋势，而且可以看出该个体在特定年龄的超额绝对风险及相对绝对风险。例如，该个体到 75 岁时，其绝对风险是 11.5%，较群体中的同龄男性平均绝对风险（6.85%）超额 4.65%；而该个体到 75 岁时的绝对风险是群体中同龄男性平均绝对风险的 1.68 倍。

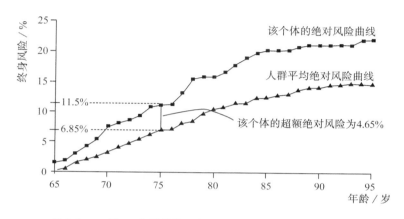

图 1-2　一例 65 岁男性缺血性脑卒中发生的风险及其含义

（四）风险指标组合应用及其健康管理学意义

1.对绝对风险、终身风险、超额绝对风险、相对绝对风险的组合应用

（1）使用绝对风险（或终身风险）使被咨询者知晓因暴露在这些危险因素中时，在未来某特定时间或剩余寿命内某结局（如脑卒中）发生的绝对危险性大小；使用超额绝对风险使个体知晓因暴露在这些危险因素中的绝对危险较群体中同龄平均绝对危险的超额负担；使用相对绝对风险使个体知晓因暴露在这些危险因素中的绝对危险是群体中同龄平均绝对危险的多少倍，其有利于中青年人群及早认识到自己潜在的患病风险，从而及早预防。

（2）权衡干预风险因子的代价和可能带来的收益，使其做出预防决策。

（3）指导干预试验设计（估算样本量和观察期限）。

（4）评估因改善某危险因素对群体中减少某结局疾病（如脑卒中）绝对风险的效应。

（5）帮助确定高危个体,权衡采取个性化干预的适宜性。

（6）协助决策者合理安排和使用有限的公共卫生资源。

2.对短期风险、长期风险和终身风险的组合应用

（1）短期风险（如 1 年内）的意义是,根据一些先兆指标（如短暂性脑缺血发作、房颤等）的风险预警结果,对高危个体提供近期结局疾病（如脑卒中）发病风险咨询和应急处理指南;也可对现患者（如脑卒中患者）提供恶性转归风险咨询和应急处理指南。

（2）长期风险的意义是,为个体提供其在未来特定时间内（如 10 年内）结局疾病（如脑卒中）的发病风险和一级预防指南;或者为现患者（如脑卒中患者）提供其未来特定时间内（如 5 年）恶性转归风险咨询和二级预防指南;为卫生决策者评估当地人群的疾病负担提供咨询。

（3）终身风险的意义是,为个体提供其剩余寿命内结局疾病（如脑卒中）的发病风险和初始预防指南;为卫生决策者更全面地评估一般人群总体的疾病负担提供咨询。

### 三、慢性病风险评估的目的——以心血管病为例

下面以心血管健康管理为例,说明慢性病风险评估的概念和意义。

心血管病（cardiovascular disease,CVD）是人类面临的重大健康问题,也是当今社会健康管理的重点。从健康、低危状态、高危状态,到出现早期心血管病变、临床症状直至形成 CVD 的过程通常需要几十年的时间,因此有足够的时间用来干预危险因素,以预防 CVD 发生或阻止病情进展。目前,CVD 主要的致病因子已十分明确（高血压、血脂异常、糖代谢异常、吸烟、肥胖、缺少运动和心理压力等）,但它们往往出现（聚集）于同一个体,致使其致病作用协同放大而加速 CVD 进程。实践证明,CVD 最有效的健康管理策略是"人群策略"（针对全人群）和"高危策略"（只针对高危人群）同时并举。"人群策略"旨在通过全民健康运动（如全民"减盐"预防高血压等）,减少不良生活行为、饮食习惯或治疗高血压等,以降低 CVD 的发病水平;"高危策略"则是对高危个体单一危险因素或多个危险因素"总体危险"的干预。目前,各国均用以 Framingham 模型为代表的"10 年 CVD 累积风险评估模型"对 35 岁以上的个体采用年龄、性别、吸烟、体重指数（BMI）、总胆固醇、收缩

压、糖尿病等几个因子进行 CVD 总体危险评估,并实施高危干预。然而,心血管病变(如动脉粥样硬化斑块)并非是在进入中老年以后才发生的,而是自儿童、青少年甚至宫内时期就已开始。

大样本队列研究表明,决定老年时期罹患 CVD 的危险因素往往在年轻时就已经出现了,那些在年轻时埋下的危险因素都会对终生 CVD 风险起决定性作用。青年时缺乏体力活动会增加中年时血压、腰围、C-反应蛋白和CVD 的总体危险分数;反之,未成年期有益的社会心理因素会改善成年期的心血管功能。这不仅说明"只简单关注短期致病因子"是错误的,而且对前述"10 年心血管病风险评估方法"提出了严峻的挑战。因此,在心血管健康管理领域,已有人提出了将预防关口提前到阻止危险因素的发生,以期从源头上预防 CVD 的"零级预防"(primordial prevention)的新理念。早在 1991年,就有学者提出了"心血管事件链"(cardiovascular continuum)的概念,认为 CVD 进程是一系列按时间先后顺序发生的连续心血管事件过程,即高危因素(高血压、高血脂、高血糖等)→血管内皮损伤→动脉粥样硬化斑块形成→心肌缺血→心绞痛→心肌梗死或心律失常→心衰→死亡。随后,心血管事件链不仅被临床研究所证实,而且其生物学标志也在不断扩展。心血管事件链将 CVD 作为整体进行防治,从而形成了"心血管危险"(cardiovascular risk)这一重要概念(指从多种危险因素开始直到发生 CVD 的可能性,常用 10 年绝对风险表示),使多重危险因素控制成为预防 CVD 的最佳策略。然而,这一心血管事件链模型仅以高血压、高血脂、高血糖等危险因素作为链条起始点,这虽能满足临床治疗环节的需求,但因未强调遗传、饮食、体力活动、社会心理、环境等更为早期的危险因素对心血管病变进展的影响,故不太适用于早期心血管健康管理。为此,笔者在暴露组学和生命历程流行病学理论框架下,遵照健康管理学的基本原理,提出了如图 1-3 所示的广义心血管事件链(general cardiovascular continuum,GCVC)概念模型。

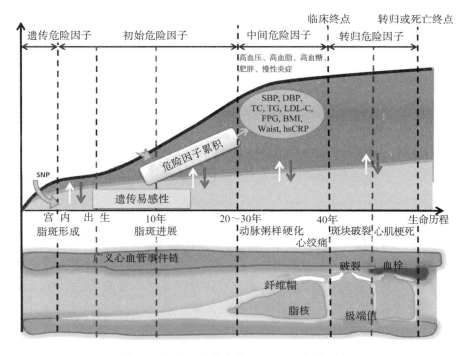

图 1-3　广义心血管事件链(GCVC)概念模型

在 GCVC 概念模型中,横轴表示自出生前宫内时期至儿童、少年、青年、中年、老年的生命历程;横轴下方的血管纵切面表示在危险因素的长期作用下,动脉粥样硬化斑块从无到有,从小到大,从破裂到血栓形成(阻塞)的一系列连续变化过程,以及"链"上从脂斑形成到脂斑进展、动脉粥样硬化、心绞痛、斑块破裂、发生心肌梗死等相继发生的一系列事件;横轴上方表示在整个链条上,基因与环境的复杂交互作用自始至终调控着 CVD 发生、发展和转归的过程,在此过程中一系列危险因素按时间顺序发生。

GCVC 模型不仅涵盖了生命历程连续时间维度上所有遗传与环境致病因子以及它们在链条上的先后顺序,而且特别强调了在整个链条上"基因-环境"的复杂交互作用始终调控着心血管病变发生、发展和转归的进程,使心血管健康管理穿于整个生命历程。为了突出"生命历程早期健康管理"的重要性,笔者抛弃了传统的危险因子分类方法(如"可改变的"和"不可改变的","遗传的"和"环境的"等),重新按照危险因子在"链"上出现的先后顺序,依次将其分为遗传危险因子、初始危险因子、中间危险因子和转归危险因子。

（1）遗传危险因子（genetic risk factors,GRF）是指 CVD 及其主要危险因子（如肥胖、高血压、高血脂、高血糖等）的致病基因及其调控因子。

（2）初始危险因子（primordial risk factors,PRF）是指生活行为、饮食习惯、体力活动、心理精神、社会经济、环境等早期的可干预危险因子。

（3）中间危险因子（intermediate risk factors,IRF）是指促进动脉粥样硬化斑块进展或破裂的危险因子,如高血压、高血脂、高血糖、肥胖、慢性炎症状态等。

（4）转归危险因子（prognosis risk factors,PRF）是指导致 CVD 恶性转归的危险因子。广义心血管事件链概念模型强调了沿生命历程上病程进展的不同环节,依次施加零级预防、一级预防、二级预防、临床诊疗和三级预防措施的全程健康管理的重要性;在心血管病健康管理的实践上,倡导推行贯穿全生命历程,覆盖整个心血管事件链的健康促进、危险因子检测及风险预测、高危个体及早期病变筛查识别、临床规范诊治、预后评估及个性化预防和诊疗等防治结合、关口前移的综合防控策略措施,以避免或延缓心血管病的发生。

因此,基于上述广义心血管事件链概念模型及其健康管理策略,对心血管疾病的健康管理需要沿着广义心血管事件链,从如下几个关键环节入手,实施有针对性的健康管理策略。

（1）在危险因素尚未发生的早期阶段,主要采取零级预防措施,通过健康教育和健康促进,预防或避免危险因素发生。

（2）对于进入低危状态的群体（包括已经暴露于吸烟、饮酒、高盐高脂饮食或缺乏体育锻炼等不良生活行为的个体）,则应通过构建高血压、糖尿病、血脂异常等疾病的风险预测模型,尽早发现高危个体,进而实施一级预防策略,以阻止这些疾病的进展,达到早期预防心血管病发生的目的。

（3）对于已经进入高危状态的群体（发生了动脉粥样斑块等早期血管病变）,则需要依据血压、血糖、血脂、高敏 C-反应蛋白等检测指标构建早期血管病变的预测模型,旨在从群体中实施早发现（筛查和识别出高危个体）,进而实施早诊断（颈动脉超声、冠脉 CT 检查、高解析头颅磁共振、血管造影等）

和早治疗(药物干预、手术介入等)的综合干预措施,以指导心血管疾病的二级预防,阻止或延缓心血管病的发生。

(4)对于已经发生冠心病或脑卒中的患者,除了按照临床指南进行规范诊治外,还需要依据临床检测和临床诊疗指标,构建其转归预后的预测模型,以指导病后康复的三级预防措施的实施。因此,广义的心血管健康管理对象不仅应涵盖健康者,还应涵盖心血管病高危个体和患者,其管理对象具有类型或病型多样性和异质性高、结构复杂等特征。

理论上,沿生命历程维度上的心血管事件链的不同环节依次施加零级预防、一级预防、二级预防、临床诊疗和三级预防,就能有效预防心血管病的发生,并延缓其进程进展。然而,由于上述心血管病的多层次、多环节健康管理需求及其管理对象的类型或病型具有多样性和异质性高,结构复杂等特征,致使在实践上,尽管心血管病的主要危险因素已经明确且具备了证据确凿的防治指南,但其防治效果仍欠佳,主要原因是缺乏推行指南的先进技术方法和健康管理工具。其中,最为关键的环节是构建科学、高效、准确和适宜于不同疾病/病型类型、不同结构性和异质性群体的疾病预测模型;进而,依据所构建的模型集,研发适宜的心血管病风险预测、早期筛查、预后评估及个性化干预工具。

## 第二节　风险评估建模的策略和挑战

### 一、风险评估建模的策略

构建疾病预测模型是一项复杂的系统工程,其基本方法和步骤可以概括为七大核心步骤和四大技术要点。七大核心步骤为:

(1)数据查验(data inspection)。数据查验是针对模型构建的,目的是疾病预测或预后评估,意在检查现有数据信息,包括可能的预测因子的选择、定义和数据完整性,明确结局事件的定义等。

(2)预测因子的编码(coding of predictors)。预测因子的编码针对预测因子的形式,探讨预测因子应以何种形式进入模型,如建议连续型变量在开始时是以其线性方式进入模型,并在权衡建模效果和模型的可解释性后提出预测因子的编码准则。

(3)模型确定(model specification)。模型确定针对预测模型如何选择合适的预测因子,建议应根据专业背景和临床知识,明确预测因子与疾病结局的因果关系,在因果图模型的基础上选择预测因子。

(4)模型估计(model estimation)。模型估计是指在上一步的模型预测因子确定后,选择适当的统计模型建立预测模型,并估计模型的参数。

(5)模型表现(model performance)。模型表现主要从校准(calibration)和判别准确性(discrimination accuracy)两个方面进行评估,后面的四大技术要点是对其的具体阐述。

(6)模型验证(model validity)。模型验证包括内部验证、时序验证和外部验证,外部验证可以评估模型的外推性。

(7)模型呈现(model presentation)。提出的模型呈现方式应考虑具体需求,为临床决策提供支持。

四大技术要点分别为:校准的截距;校准的斜率;C统计量(C-statistic),即曲线下面积(AUC);决策曲线分析(decision-curve analysis),即从临床实际应用的角度考虑模型表现。这四大技术要点的具体内容将在后文进行阐述。

上述七大关键步骤和四大技术要点的提出,为疾病预测模型的构建提供了技术规范。然而,慢性病健康管理的对象不仅应涵盖患者,还应涵盖健康者和高危个体,其预测模型的构建涉及疾病风险预测、早期筛查、预后评估等多个层面。因此,在构建慢性病预测模型时,不仅要依托随机临床试验数据,更为广泛的是要基于观察性研究数据,涉及队列研究、纵向研究、病例注册研究、病例对照设计、横断面研究等多种类型。针对慢性病风险预测问题,卡尔·蒙斯(Karel G. Moons)于2012年依托多个大型队列研究(AD-VANCE研究、UKPDS研究、FHS研究、AVIATOR研究),系统地概括了慢性病风险预测模型构建的基本原理、方法步骤和外推验证。他特别指出,在外推验证时,如果模型的校准或判别准确率达不到要求,应该用新的数据重新建立模型,而不能简单地更新模型的参数,其中模型更新的四个层面包括更新基准风险,进一步更新效应值,进一步加入新的预测因子和重新构建预测模型。

## 二、风险评估建模的挑战

同样以心血管疾病风险评估为例,自从著名的 Framingham 心血管病 10 年风险预测模型被提出以来,世界各国纷纷效仿或微调 Framingham 模型,构建了众多心脑血管疾病预测模型。我国基于 20 世纪 90 年代构建的中国多省市心血管病危险因素队列研究(CMCS),仿照 Framingham 模型的建模策略,通过调整基准生存率 $S_0(t)$ 和预测因子的平均水平,建立了中国人群心脑血管疾病 10 年风险预测模型;随后,全国多个地区也根据自己的队列构建了自己的心脑血管疾病风险预测模型。

然而,无论是在国外还是在国内,当采用这些模型进行外部群体预测时,频繁出现了种种不适宜问题。例如,美国卫生保健研究与质量局(AHRQ)对全球 84 个不同地区的人群使用的 102 个 Framingham 模型的预测做了系统综述,发现当其被用在与 Framingham 人群类似的美国群体时效果尚好;而当其推广到与原队列人群差别较大的国家或地区时,则出现了种种预测效果变差的现象。

理论上,无论在何种群体中,尽管特定独立风险因子(如吸烟、糖尿病)的暴露水平(如吸烟率)各异,但它们对心脑血管疾病发病风险的效应大小(RR 值)应该无统计学差异,因此通常采用基于多个队列的荟萃分析以期获得稳定的效应值(RR 值)。在实践中也发现,不同队列(如前述美国 FHS 队列和中国 CMCS 队列)之间的多数危险因素的 RR 值差异无统计学意义。那么,为何将在特定群体中构建的心脑血管疾病预测模型外推到外部群体时,会频繁出现预测准确性变差(AUC 变低)或高估/低估发病风险(O/E 变差)的问题呢? 其根本原因是不同群体之间所暴露的风险因子集及其风险因子交互作用模式存在显著差异,所接受的干预措施不同,所具有的群体生物学特征不同,所具有的外推总体特征不同,从而导致了不同心脑血管疾病、不同病型、不同群体、不同生物标志分组、不同干预措施等多种情形下的心脑血管疾病累积发病概率函数 $F(t)$ 曲线的分布模式具有差异。当用特定的 $F(t)$ 总体构建的心脑血管疾病预测模型来预测具有相同或近似 $F(t)$ 群体的心脑血管疾病风险时,模型的表现尚可;而当用在特定 $F(t)$ 总体构建的心脑血管疾病预测模型来预测具有不同 $F(t)$ 群体的心脑血管疾病风险时,模型常常表现出预测准确性变差（AUC 变低）或高估/低估风险（O/E 变差）的结果。因此，群体中 $F(t)$ 曲线的分布模式对于心脑血管疾病预测模型构建中的模型选择与比较、预测因子的选择与比较、模型外推预测的行为表现及泛化能力的评估等具有十分重要的意义。

此外，在预测模型的推广应用和转化方面，不仅缺乏风险测量指标的合理化应用和模型预测结果的可视化展示方法，而且缺乏当今健康医疗大数据技术驱动的心脑血管疾病个性化健康管理工具。

# 第二章 预测模型建模的统计学方法和流行病学设计

## 第一节 预测模型建模的统计学方法

慢性病预测模型的建立一般采用参数模型[如威布尔(Weibull)回归模型]、半参数模型(如 Cox 比例风险回归模型)、非参数模型(如单因素加权法)、统计模式识别模型(如随机生存森林模型)和竞争风险模型。如果考虑竞争风险的情形,在 Cox 比例风险回归模型框架下,可以采用原因别风险模型和部分分布风险模型。为方便介绍,在此对预测风险的估计以心脑血管疾病为例,分别估计心脑血管疾病的绝对风险。现对各个模型简单介绍如下。

### 一、Weibull 回归模型

假定从某特定群体的队列研究中获得心脑血管疾病预测因子向量 $X = (x_1, x_2, \cdots, x_p)$,则可构建如下关于时间 $t$ 的 Weibull 回归模型:

$$\begin{aligned}
h(t, X) &= h_0(t)\exp(\beta_1 x_1 + \beta_2 x_2 + \cdots + \beta_p x_p) \\
&= \lambda t^{\gamma-1}\exp(\beta_1 x_1 + \beta_2 x_2 + \cdots + \beta_p x_p)
\end{aligned} \tag{2-1}$$

采用极大似然估计方法(MLE),估计模型中的参数,获得偏回归系数向量 $B = (\beta_1, \beta_2, \cdots, \beta_p)$、风险参数 $\lambda$ 和形状参数 $\gamma$,由此获得基准风险 $h_0(t)$,以及具有预测因子向量 $X = (x_1, x_2, \cdots, x_p)$ 状态下的瞬时风险函数 $h(t, X)$。在随访时间 $T(T \leqslant t)$ 时间段内,心脑血管疾病发生的绝对风险是:

$$P(t) = 1 - \exp\left[-\frac{\lambda}{\gamma}t^{\gamma}\exp(\beta_1 x_1 + \beta_2 x_2 + \cdots + \beta_p x_p)\right] \quad (2\text{-}2)$$

## 二、Cox 比例风险回归模型

Cox 比例风险回归模型是以风险函数为基础,在满足比例风险假定和对数线性假定的前提下建立的半参数比例风险模型,使用指数函数作为连接函数,以分析多个因素对生存时间的影响,并且允许存在截尾数据。

从某特定群体的队列研究中获得疾病预测因子向量 $X = (x_1, x_2, \cdots, x_p)$,则可构建如下关于时间 $t$ 的 Cox 比例风险回归模型:

$$h(t, X) = h_0(t)\exp(\beta_1 x_1 + \beta_2 x_2 + \cdots + \beta_p x_p) \quad (2\text{-}3)$$

借助偏似然函数采用最大似然估计,估计模型中的参数,获得偏回归系数向量 $B = (\beta_1, \beta_2, \cdots, \beta_p)$,用比洛夫(Brelow)非参数方法估计基准风险 $h_0(t)$,以及具有预测因子向量 $X = (x_1, x_2, \cdots, x_p)$ 状态下的瞬时风险函数 $h(t, X)$。在随访时间 $T \leqslant t$ 时间段内,心脑血管疾病发生的绝对风险是:

$$P(t) = 1 - \exp\left[-\int_0^t h_0(u)\exp(\beta_1 x_1 + \beta_2 x_2 + \cdots + \beta_p x_p)\mathrm{d}u\right] \quad (2\text{-}4)$$

式中,$P(t)$ 为研究对象随访到 $t$ 时刻的结局疾病的累计发病率,即具备某特定危险因素集的某个体在年龄 $\alpha$ 时未发生所研究的结局(如脑卒中),而在年龄 $(\alpha + t)$ 时段内发生该结局的概率,$t$ 是人为规定的随访时间。具体的计算步骤如下:

(1)计算人群平均风险:设有年龄为 $j$ 的人群($j = 1, 2, \cdots, m$),其在基线时标准化患者的均值为 $S\bar{P}_j = \beta_1 \bar{Z}_1 + \beta_2 \bar{Z}_2 + \cdots + \beta_m \bar{Z}_m$。令 $\bar{B}_j = \alpha_1 j + S\bar{P}_j$($\alpha_1$ 为一个与年龄有关的参数),带入构建的 Cox 模型,求得年龄为 $j$ 的人群在 $t$ 时刻累计发病率的均值 $\bar{P}_j(t)$。

(2)计算个体的超额绝对风险:通过 $P_j(t) - \bar{P}_j(t)$ 求得。

(3)计算相对绝对风险:通过 $P_j(t) / \bar{P}_j(t)$ 求得。

(4)绘制疾病风险评估矩阵:分别在男性和女性人群中,以年龄为横坐标,以标准化患者(standardized patients, SP)的得分为纵坐标,以绝对风险或相对绝对风险为颜色(或灰度)维度绘制绝对风险评估矩阵,颜色(或灰度)越深表示风险越大,如图 2-1 所示。

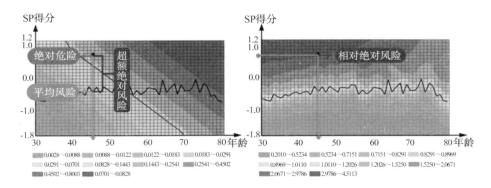

图 2-1　疾病风险评估矩阵

（5）应用观察到的风险与预测风险的比率（O/E 比）及霍斯默尔·莱梅绍夫检验（Hosmer Lemeshow 检验，HL 检验）来评价模型校准。应用 ROC 曲线下的面积 AUC 来估计模型的判别准确度。

### 三、非参数模型（单因素加权法）

假定具有心脑血管疾病预测因子向量 $X=(x_1,x_2,\cdots,x_p)$，将各预测因子按照一定的赋值规则量化为二分类或多分类变量；基于系统综述、荟萃分析或专家讨论等方法，获得各预测因子不同暴露水平与参照暴露水平之间的相对危险度向量 $RR_{Xc}=(RR_{1c},RR_{2c},\cdots,RR_{pc})$，其中 $RR_{ic}$ 为第 $i(i=1,2,\cdots,p)$ 个预测因子第 $c(c=1,2,\cdots,k)$ 层所对应的相对危险度，那么第 $j(j=1,2,\cdots,n)$ 个个体的总相对风险为：

$$RR_j=\frac{\prod_{i=1}^{p}\prod_{c=1}^{k}RR_{jic}}{\prod_{i=1}^{p}\prod_{c=2}^{k}\left[(P_{ic}\times RR_{ic}+(1-P_{ic})\times 1.0)\right]} \tag{2-5}$$

式中，$RR_{jic}$ 是第 $j$ 个个体第 $i$ 个预测因子第 $c$ 层的相对危险度；特别地，当该个体的第 $i$ 个预测因子第 $c$ 层处于非暴露状态时，$RR_{jic}=1$。$P_{ic}$ 是群体中与第 $j$ 个个体同性别年龄组的第 $i$ 个预测因子暴露于第 $c$ 层的比例。计算出个体患病的相对风险后，乘以其同性别年龄组一般人群某病的发病率，即可算出个体患病的绝对风险值，则第 $j$ 个个体在随访时间 $T(T\leqslant t)$ 时间段内，心脑血管疾病发生的 $t$ 年绝对风险为：

$$P_j(t)=RR_j\times I\times t \tag{2-6}$$

式中,$I$ 为与第 $j$ 个个体同性别年龄组个体的心脑血管疾病的发病率;而 $t$ 为预测时限,如 $t=5$ 时为 5 年绝对风险。

### 四、统计模式识别模型

由于传统的 Logistic 模型、Cox 回归模型很难考虑多因素及其多级交互作用,更难以处理危险因素间的多种共线性,因而导致其在疾病风险评估和预警中的应用受到了巨大限制。因此,近年来基于统计学习和机器算法的统计模式识别模型在该领域的应用越来越多,常用的方法有神经网络、贝叶斯网络、随机森林等。

(一)神经网络

人工神经网络(artificial neural network,ANN)是一种模仿人大脑神经网络的行为特征,进行分布式并行信息处理的算法数学模型。这种网络依靠系统的复杂程度,通过调整内部大量节点之间相互连接的关系,从而达到处理信息的目的。人工神经网络具有学习和自适应的能力,可以通过预先提供的一批相互对应的输入-输出数据,分析掌握两者之间潜在的规律,最终根据这些规律,用新的输入数据来推算输出结果,这种学习分析的过程被称为"训练"。

近年来,随着人工神经网络出现,为疾病风险评估预警提供了新的方法。人工神经网络具有对任意函数的逼近能力、学习能力、自组织和自适应能力,能较精确地描述因素之间的映射关系。

(二)贝叶斯网络

贝叶斯网络是一种用于不确定性推理的概率图模型,它可以直观地表达多个变量的联合概率分布,能表示变量时序关系、相关关系或因果关系等多种语义,其灵活的推理能力能够满足非单调推理和反向推理等多种合情推理模式。同时,贝叶斯网络具有坚实的理论基础、直观的知识表达和方便的决策机制,因此它是构建疾病转归交互网络模型的理想工具。

贝叶斯定理可表述为后验概率=(相似度×先验概率)/标准化常量,其公式如下:

$$P(A \mid B) = \frac{P(A) \cdot P(B \mid A)}{P(B)} \tag{2-7}$$

式中，$P(A|B)$ 是已知 $B$ 发生后 $A$ 的条件概率，也被称为 $A$ 的后验概率；$P(B|A)$ 是已知 $A$ 发生后 $B$ 的条件概率，也被称为 $A$ 的后验概率；$P(A)$ 是 $A$ 的先验概率或边缘概率；$P(B)$ 是 $B$ 的先验概率或边缘概率。

贝叶斯网络由一个有向无环图和一个条件概率表组成，通过有向无环图来表示一组随机变量以及它们之间的条件依赖关系，其通过条件概率分布来参数化。每一个结点都通过 P(node|Pa(node)) 来参数化，Pa(node) 表示网络中的父节点。

图 2-2 所示是一个简单的贝叶斯网络，其对应的全概率公式为：

$$P(a,b,c) = P(c|a,b) \cdot P(b|a) \cdot P(a) \tag{2-8}$$

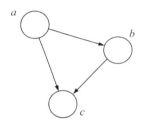

图 2-2　一个简单的贝叶斯网络

### (三)随机森林方法

随机森林方法是在 2001 年被提出的，它通过自助法（Bootstrap 法）重采样技术，从原始训练样本集 $N$ 中有放回地重复随机抽取 $k$ 个样本生成新的训练样本集合，然后根据自助样本集生成 $k$ 个分类树组成随机森林，新数据的分类结果按分类树投票多少形成的分数而定。其实质是对决策树算法的一种改进，将多个决策树合并在一起，每棵树的建立依赖于一个独立抽取的样品。森林中的每棵树具有相同的分布，分类误差取决于每一棵树的分类能力和它们之间的相关性。特征选择采用随机的方法去分裂每一个节点，然后比较不同情况下产生的误差，能够检测到内在估计误差、分类能力和相关性决定选择特征的数目。单棵树的分类能力可能很小，但在随机产生大量的决策树后，一个测试样品可以通过每一棵树的分类结果，经统计后选择最可能的分类。

随机森林中的每一棵分类树均为二叉树，其生成遵循自顶向下的递归分裂原则，即从根节点开始，依次对训练集进行划分。在二叉树中，根节点包含全部训练数据，按照节点纯度最小原则，分裂为左节点和右节点，它们分别包含训练数据的一个子集，按照同样的规则节点继续分裂，直到满足分支停止规则而停止生长。若节点 $n$ 上的分类数据全部来自同一类别，则此节点的纯度 $I(n) = 0$。纯度度量方法采用基尼(Gini)准则，即假设 $P(X_j)$ 是节点 $n$ 上属于 $X_j$ 类样本个数的训练，其具体实现过程如下：

（1）原始训练集为 $N$，应用 Bootstrap 法有放回地随机抽取 $k$ 个新的自助样本集，并由此构建 $k$ 棵分类树，每次未被抽到的样本组成了 $k$ 个袋外数据；

（2）设有 $M_{all}$ 个变量，则在每一棵树的每个节点处随机抽取 $M_{try}$ 个变量，然后在 $M_{try}$ 中选择一个最具有分类能力的变量，变量分类的阈值通过检查每一个分类点确定。

（3）每棵树最大限度地生长，不做任何修剪。

（4）将生成的多棵分类树组成随机森林，用随机森林分类器对新的数据进行判别与分类，分类结果按树分类器的投票多少而定。

普通随机森林模型如图 2-3 所示。

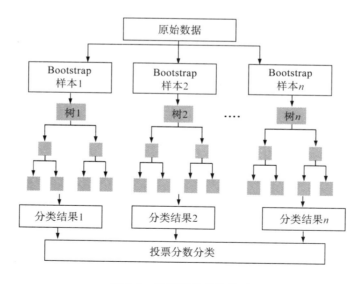

图 2-3　普通随机森林模型

（四）随机生存森林

将普通随机森林扩展，采用随机生存森林（random survival forest，RSF）计算队列研究中慢性病发生的绝对风险，其基本原理如图 2-4 所示。随机生存森林通过 Bootstrap 法重抽样技术，从原始训练数据集中有放回地重复随机抽取 $N_{tree}$ 个自助样本集，并由此建立 $N_{tree}$ 棵生存树，最后将这些树的预测结果进行综合。与普通随机森林类似，RSF 在每个节点处只随机抽取 $M_{try}$ 个变量作为分割节点的候选变量。随机生存森林同时考虑了生存时间和生存结局这两个效应变量，RSF 中树节点的分裂是基于最大化子节点生存差异的原则，其分裂准则包括 Log-rank、事件守恒（conserve）、Log-rank 得分（Log-rank score）以及随机的 Log-rank（Log-rank random）。RSF 的实现可以应用 R 软件包来进行。

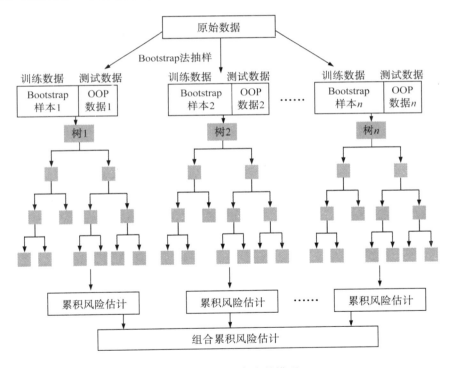

图 2-4 随机生存森林模型

随机生存森林模型的计算步骤为:

(1)应用 Bootstrap 法,从原始数据中有放回地随机抽取 $N_{tree}$ 个自助样本集,对每个样本集都建立一个二元递归生存树。每个自助样本集平均不包含 37% 的原始数据,将这些数据称为"袋外数据"(OOB 数据),作为 RSF 的测试样本。

(2)在生存树的生长过程中,每个节点随机选择 $M_{try}$ 个变量作为候选分枝变量,节点的分枝应用一个生存分裂准则。选择使子节点生存差异最大的分枝。

(3)每棵生存树自顶向下地递归分枝,让生存树尽可能地生长,直到每个终节点的样本死亡数不小于设置的参数。

(4)计算每棵树的生存函数,森林的组合值就是平均生存函数值。计算生存函数时采用卡普兰-梅厄(Kaplan-Meier)估计法。应用 OOB 数据,计算组合累积发病概率函数的预测错误。

## 五、竞争风险模型

### (一)原因别竞争风险模型

假定从某特定群体的队列研究中,获得心脑血管疾病预测因子向量 $X = (x_1, x_2, \cdots, x_p)$,则可构建如下的原因别竞争风险模型:

$$h(t, X) = \lim_{\Delta t \to 0} P\{t \leqslant T < t + \Delta t \mid T \geqslant t; X\} / \Delta t \tag{2-9}$$

在满足比例风险假设的前提下,基于 Cox 回归模型的原因别竞争风险模型如下:

$$h_{01}(t, X) = h_{01;0}(t) \exp(\beta_{01}^T X) \tag{2-10}$$

$$h_{02}(t, X) = h_{02;0}(t) \exp(\beta_{02}^T X) \tag{2-11}$$

式中,$h_{01;0}(t) \exp(\beta_{01}^T X)$ 和 $h_{02;0}(t) \exp(\beta_{02}^T X)$ 分别表示结局事件(心脑血管疾病发生)和竞争事件(非心脑血管疾病死亡)的基准风险函数。与 Cox 回归类似,采用偏似然最大估计法估计参数向量 $B = (\beta_1, \beta_2, \cdots, \beta_p)$,采用 Breslow 提出的内尔索-阿伦(Nelso-Aalen)非参数估计方法估计基准风险函数 $h_{01;0}(t) \exp(\beta_{01}^T X)$ 和 $h_{02;0}(t) \exp(\beta_{02}^T X)$。这样,总的风险函数可以表示为 $h_0(t, X) = h_{01}(t, X) + h_{02}(t, X)$,累积风险为 $H_0(t \mid X_{ki}) = \int_0^t h_0(u \mid X_{ki}) \mathrm{d}u$。

则从时刻 $\alpha$ 到 $\alpha+\tau$（$\tau$ 为预测期限）内的结局事件（心脑血管疾病）发生的原因别绝对风险为：

$$P(\alpha \leqslant T < \alpha+\tau, j=1 \mid T \geqslant \alpha, X) = \int_{\alpha}^{\alpha+\tau} h_{01}(t)\exp\left[-\int_{\alpha}^{t}\{h_0(u)\mathrm{d}u\}\right]\mathrm{d}t$$

(2-12)

（二）部分分布竞争风险模型

与原因别风险模型相比，部分分布风险模型的不同之处主要体现在风险集的定义上，其模型构建如下：

$$h(t,X) = \lim_{\Delta t \to 0} P\{t \leqslant T < t+\Delta t, \varepsilon=1 \mid T \geqslant t \bigcup (T < t \bigcap \varepsilon \neq 1); X\}/\Delta t \quad (2\text{-}13)$$

式中，$\varepsilon=1$ 表示观测到的结局为 1，也就是笔者关心的心脑血管疾病结局事件。公式 $T \geqslant t \bigcup (T < t \bigcap \varepsilon \neq 1)$ 表示除了未发生任何结局的个体之外，在 $t$ 时刻之前已经观测到关心事件以外结局的个体都要纳入风险集中。在上述部分分布风险模型框架内，基于 Cox 回归模型的部分分布竞争风险模型为：

$$h(t,X) = h_0(t)\exp(\beta^T X)$$

(2-14)

采用风险集估计模型，估计参数向量 $B=(\beta_1, \beta_2, \cdots, \beta_p)$ 和基准风险函数 $h_{01}(t,X)$，则其累计发生风险（也就是绝对风险）函数，即心脑血管疾病发生的绝对风险是：

$$P_{01}(t \mid X) = 1 - \exp\left[-\int_0^t h_{01;0}(s)\exp(\beta_{01}^T X)\mathrm{d}s\right]$$

(2-15)

（三）两种竞争风险模型的区别

与原因别风险模型的累计风险函数相比，部分分布风险模型的累计风险函数与风险函数 $h_k^*(t,x)$、回归系数 $\beta$ 之间都有直接的解释关系，从而更加便于对统计结果的解读。两种模型的另一个主要区别在于风险集的定义，对原因别风险模型来说，死于竞争事件的个体将从风险集中剔除；而对部分分布风险模型来说，死于竞争事件的个体将留在风险集中，同时被赋予一个长于所有结局事件的删失时间。

# 第二节 预测模型建模的流行病学设计

研究者需要根据研究的目的选择研究对象，经过周密的思考制定出整个研究工作的具体计划和安排，如选择研究方法与设计方式，确定研究变量与观测指标，选择研究工具与材料，制定研究程序，考虑数据整理与统计分析的方法等。

## 一、横断面研究设计

横断面研究（cross-sectional study）又称"现况研究"，是指应用普查或抽样调查的方法收集特定时间、特定人群中疾病、健康状况及有关因素的资料，并对资料的分布特征加以描述。现况研究应用广泛，是流行病学研究的基础。通过描述疾病和健康状况在人群中的分布，为建立病因假设提供线索，为疾病防治提出重点地区、时间和人群，亦为制定健康决策提供参考。因为所调查的结局和危险因素是同时存在的，即在调查时因与果并存，因而该方法只能为病因分析提供初步线索，不能得到因果关系的结论。

横断面研究设计包括普查和抽样调查。普查（census）是调查特定时点或时期、特定范围内的全部人群（总体）；抽样调查（sampling survey）是通过随机抽样，调查特定时点、特定范围人群的一个代表性样本，以样本统计量估计总体参数所在的范围。普查的优点是研究对象容易确定，无抽样误差，以及能获得目标人群的全部病例和全面反映目标人群疾病的流行特征；其缺点是工作量大，不便组织，易出现漏查和重复，质量不易控制，费用高，并且不适合调查患病率低或无简便易行诊断技术的疾病。与普查相比，抽样调查的工作量小，易于做得细致，方便组织，其缺点是存在抽样误差，设计、实施及资料分析复杂，对于患病率低或个体变异比较大的资料也不适合用抽样调查。

抽样调查的抽样方法包括单纯随机抽样（simple random sampling）、系统抽样（systematic sampling）、分层抽样（stratified sampling）、整群抽样（cluster sampling）、多阶段抽样（multi-stage sampling）等，现分别简介如下。

（1）单纯随机抽样。单纯随机抽样也称"简单随机抽样"，是最简单、最基本的抽样方法。其原理是从总体 $N$ 个对象中，利用抽签或其他随机方法抽取 $n$ 个研究对象，总体中每个对象被抽到的概率相等。

（2）系统抽样。系统抽样又称"机械抽样"，是按照一定顺序，每隔若干单位抽取一个单位方法的方法,具体操作是首先将总体各个个体单位按某种标志排列,连续编号,根据总体数 $N$ 和确定的样本数 $n$ 计算得出抽样距离($N/n$);进而在第一段距离内随机抽取一个号码,作为第一个调查样本单位;将第一个样本单位的号码加上抽样距离,得到第二个样本单位,以此类推,直至满足样本量的要求。

(3)分层抽样。分层抽样是将总体单位按某种特征(如年龄、性别等)分为若干层,再从每一层内单纯随机抽样或系统抽样,抽取一定数量的观察单位,合起来组成样本。

(4)整群抽样。整群抽样是将总体分成若干群组,抽取部分群组的方法。整群抽样便于组织,节省人力、物力和财力,容易控制调查质量,经常用于大规模调查,缺点是抽样误差比较大。

(5)多阶段抽样。多阶段抽样又称"多级抽样",是将上述方法综合运用的抽样方法,具体操作是首先从总体中抽取范围较大的单元(一级抽样),进而从一级单元中抽取范围较小的单元(二级抽样),最后抽取其中部分更小的三级单元作为调查单位。

横断面研究的优点是能够短时间内发现同一类调查对象的相似性和差异性,确定它们的主要特征,获得的信息量大,花费少且费时短。但是在横断面研究设计中,只是在某一方面、某一点上接受测查,研究无法获得对象发展趋势或发展变化的数据资料,所以在慢性病风险评估中,该法多用于诊断模型或判别模型的构建,较少用于预测未来发生疾病的风险。

## 二、纵向研究设计

纵向研究设计(longitudinal study)是对同一研究对象在不同年龄或者阶段进行长期反复观测的研究设计,故也称为"追踪研究设计"。纵向研究设计要求在所研究的时间内反复观察和测量同一群体,可以得到同一群体在某一方面前后一贯的材料,有助于精确地了解该群体的发展过程和变化趋势。

队列研究是纵向研究的一种特殊形式。根据研究对象是否暴露于某研究因素或其不同水平,队列研究设计将研究对象分成暴露组($E$)与非暴露组($\bar{E}$)或不同暴露亚组,具体操作是随访一定时间,比较两组之间所研究结局发生率的差异，以分析暴露因素与研究结局之间的关系的一种观察性研究方法，如图 2-5 所示。

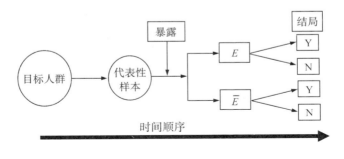

图 2-5　队列研究示意

　　队列研究一般分为固定队列和动态队列（见图 2-6），也可分为前瞻性队列、历史性队列和双向性队列。前瞻性队列以现在作为研究开始的时间，前瞻性地来收集资料，研究队列的确定是现在（concurrent），需要根据研究对象现在的暴露分组，需要随访（follow-up），而结局在将来某时刻出现。历史性队列以现在作为时间节点，回顾性地收集已有的历史资料。双向性队列既包括回顾性地收集已有的历史资料，也包括继续前瞻性地去收集资料。

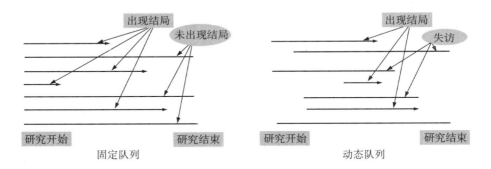

图 2-6　固定队列和动态队列

前瞻性队列、历史性队列和双向性队列的对比如图 2-7 所示。

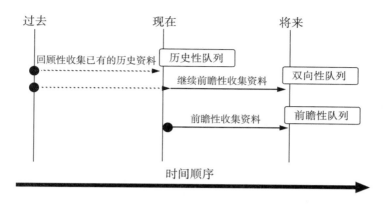

图 2-7　前瞻性队列、历史性队列和双向性队列的对比

队列研究是由"因"至"果"观察,论证因果关系的能力较强;不存在回忆偏倚;可计算暴露组和非暴露组的发病率,能直接估计暴露因素与发病的关联强度。但是,队列研究耗费的人力、物力和时间较多;随访较困难,容易发生失访;设计的要求高,实施复杂;当结局发生率很低时不适用。

### 三、实验流行病学研究设计

实验流行病学研究设计(experimental study)是将来自于同一总体的研究人群随机分为实验组和对照组,实验组给予实验因素,对照组不给予该因素,而给予对照措施或安慰剂,然后前瞻性地随访各组的结局,并比较其差别的大小,从而判断干预措施效果的一种前瞻性、实验性研究方法。实验流行病学研究设计的基本特征是前瞻、干预、随机和对照。前瞻是指前瞻性研究,需要前瞻性地随访结局;干预是指施加一种或多种人为干预处理;随机是指研究对象随机分配到比较组,这是实验性研究的精髓,即尽可能地去实现反事实框架;对照是指有平行的或可比的实验组和对照组。

与上述观察性研究不同的是,观察性研究是利用一些方法,在不干预或自然的情况下描述现状,分析规律。而实验性研究则是利用一些人为方法去改变一个或多个因素,并前瞻性地观察其效应的研究。实验法中,实验者可人为控制研究因素的条件,因而结果更为真实可靠。实验法主要分两类:临床试验和现场试验。现场试验根据接受干预的基本单位不同,可分为个体试验和社区试验。由于健康管理往往很少涉及临床试验和个体试验,因此下面主要以现场试验中的社区试验为主进行阐述。

1.现场试验的基本原则

现场试验是在社区或现场环境下进行的实验，以尚未患所研究疾病的人群作为研究对象。现场试验中的社区试验也称为"生活方式干预试验"，它是以社区人群整体为干预单位的实验性研究，常用于评价人群预防措施的效果，如评价减盐对防治高血压病的效果，再如评价太极拳运动防治心脑血管疾病的效果等。

现场试验选择研究对象的基本原则如下：

（1）对干预措施有效的人群：应选择某病的易感人群为研究人群。

（2）预期发病率较高的人群。

（3）干预对其有益（至少无害）的人群：要充分估计干预措施可能产生的不良反应，若干预措施对人群有害，则一定不能选其作为研究对象。

（4）不容易随访的人群：可选择有组织的人群或离实验中心不太远的人群。

（5）依从性好，能将试验坚持到底的人群：由于各种原因有可能中途退出的人群尽量不要选作研究对象。

确定研究现场的基本原则如下：

（1）人口稳定，流动性小，并有足够的人群数量。

（2）疾病发病率在该地区较高而且稳定。

（3）有较好的医疗卫生条件。

（4）领导重视，群众愿意接受，协作条件较好。

随机化分组是实验研究的核心，也是保证实验组和对照组均衡性的重要手段。常用的随机化分组方法包括简单随机分组、分层随机分组和整群随机分组。简单随机分组以个人为单位，用掷硬币、抽签、随机数表等方法，将受试者随机分为两组。此方法简单易行，但是需要在分组前对所有的研究对象进行编号，当研究对象数量较大时较难操作。分层随机分组是按研究对象的特征先进行分层，然后在每层内将研究对象分为实验组和对照组，以增加组间的均衡性。整群随机分组是以社区或较大群体为单位进行随机分组，可以避免实验组和对照组的沾染，但统计分析需考虑中心效应，计算较复杂。

2.实验流行病学研究的优缺点

实验流行病学研究设计的优点有以下几点：

（1）实验性研究为前瞻性研究，不存在回忆偏倚。

（2）随机化分组的进行减少了混杂偏倚。

（3）实验组和对照组同步进行比较，外来因素的干扰对两组同时起作用，对研究结局影响小。

实验流行病学研究设计的缺点有以下方面：

（1）实验研究设计和实施条件要求高、控制严，实施难度大，在实际工作中有时难以做到。

（2）同时受干预措施适用范围的限制，研究对象的代表性不够。

（3）样本含量大，对研究实施要求严格，易出现失访偏倚。

# 第三章 预测模型的建模过程

## 第一节 预测模型的建模策略

健康风险评估的基本原理是基于评价个人,以问卷表的方式搜集个人生活方式及健康危险因素信息,完成风险评估分析。针对个人,基于某一种或某几种特定原因造成的死亡或患病风险给予定量的预测或评价。通过提供健康教育和(或)健康咨询服务,能够帮助个人改变一个或多个健康危险因素,进而降低患病或死亡的危险。健康风险评估的目的是帮助个体全面认识健康风险,鼓励和帮助人们修正不健康的行为,制订个体化的健康干预措施,评价干预措施的有效性和进行健康管理人群分类。

预测模型的构建是一个系统性工程,其步骤包括:①选择要预测的疾病;②不断发现并确定与该疾病发生有关的危险因素;③应用适当的疾病预测方法;④验证、评价模型的正确性。通过对大量疾病预测模型的方法学文献进行综述和参考笔者所在课题组的实践经验,健康风险评估模型的预测过程如图 3-1 所示。

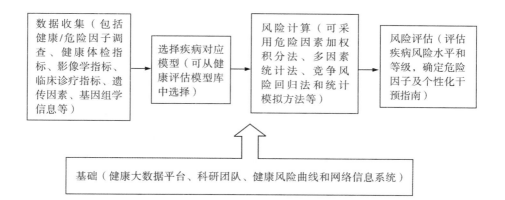

图 3-1 健康风险评估模型的预测过程

预测模型建模的策略如表 3-1 所示。

表 3-1　　　　　　　　　预测模型建模的策略

| 步骤 | 目的与方法 | 解释 |
| --- | --- | --- |
| 研究问题的提出 | 寻找危险因素或进行风险预测 危险因素的选择、定义和完整性，结局事件的定义 | 找出重要的危险因素，并提供个人风险预测；在线收集危险因素集和结局数据 |
| 数据准备和预测因子编码 | 连续型变量及分类变量的合并 | 查看连续型变量是否需要进行变量变换 |
| 模型确定 | 变量的选择，模型假定的检验 | 合理选用相关模型 |
| 模型估计 | 是否需要使用压缩估计（如岭回归、LASSO 法等） | 根据数据确定是否使用相关模型 |
| 模型表现 | 是否使用了合适的计量方法（校准、识别、临床有效性指标） | 进行校准和识别 |
| 模型验证 | 内部验证，外部验证 | Bootstrap 法和十字交叉验证 |
| 模型展示 | 选择合适的表现形式 | 创建在线服务操作平台 |

模型表现的指标如表 3-2 所示。

表 3-2 　　　　　　　　　　模型表现的指标

| 指标 | 具体方法及工具 | | 解释 |
|---|---|---|---|
| 校准度 | 全局校准(使用校准图)和斜率校准 | 校准图 | 全局校准通过曲线截距,比较平均值与预测平均值;斜率校准中,曲线的斜率与回归系数是否可压缩有关 |
| 区分度 | C统计量分析 | ROC曲线 | 表明正确区分发生结局事件的个体和未发生结局事件的个体的概率 |
| 法策曲线 | 决策曲线分析(净收益) | 决策曲线 | 使用模型后的分类正确率净增长 |

# 第二节　预测模型的建模步骤

## 一、研究问题的提出

在建立疾病预测模型之前,第一步是给出一个明确的研究假设,对此有以下问题需要思考:

(1)确切的预测问题究竟是什么? 也就是要明确用什么预测因子预测什么结局的绝对风险。

(2)选用什么预测因子? 可针对现有可及的候选预测因子,由临床专家和统计学专家会商,确定预测因子。

(3)建模样本如何选择? 可将其概括为"ABCD",即 A(随机抽样的人群队列样本)、B(非随机抽样队列样本)、C(基于 RCT 的队列样本)、D(以人群为基础的病理对照样本)。

(4)预测因子是否可靠、可测? 首选预测结局终点因果链上的预测因子;预测因子越靠近结局,预测效果越好;对于缺失数据的预测因子,慎用统计学填补,建议采用不确定性推理。

(5)确定的预测结局终点如何? 首先应选择死亡、发病、转归等"硬结局",次选不易确切判断的"软结局"。

（一）研究问题

研究问题是明确要建立疾病发生的预测模型还是建立疾病预后（如复发）的预测模型，是预测疾病的长期风险更有意义还是预测疾病的短期风险更有意义，这是在建模前需要思考的问题。

在建立疾病发生的预测模型时，笔者关心的结局是疾病发生，研究人群是没有发生这种疾病的相对健康的群体。如 Framingham 冠心病 10 年预测模型，研究人群是该社区 30～79 岁，没有发生冠心病、间歇性跛行、糖尿病的所有人群，对这部分人群进行了最长 12 年的随访，关心的结局是"硬性"的冠心病（包括心肌梗死和因冠心病死亡）。

在建立疾病预后的预测模型时，笔者关心的结局是疾病的预后（如复发、发生并发症、死亡等），研究人群是已经发生某种疾病的患者。如临床上对房颤患者进行的 CHA2DS2-VASc 评分，对不稳定型心绞痛/非 ST 段抬高型心肌梗死的患者进行的 TIMI 危险评分等。

（二）结局定义

对于结局事件的选择，应注意要有明确的定义，多倾向于选择硬终点（hard end points）。如心血管病预测模型中，Framingham 研究先后发表了多个模型，其中 1998 年的模型选取的终点事件包括冠心病（coronary heart disease，CHD）死亡、心肌梗死（myocardial infarction，MI）、不稳定型心绞痛和稳定型心绞痛，即所谓的"硬终点"；而 2008 年的模型除了 CHD，还包括脑卒中、心衰和跛行在内的所有心血管病，即所谓的"软终点"。心肌梗死作为结局比较容易定义，可作为"硬终点"。但是，心绞痛在临床上很难明确诊断，如果将冠心病作为结局，其中必然有很大一部分漏诊或误诊。同样的道理，脑卒中如果以脑出血或脑梗死作为结局都比较容易测量，但是一过性脑缺血发作（TIA）就非常难以确诊，会给结局定义带来问题。

（三）预测因子

根据研究问题，需要思考已知的预测因子有哪些，如已有的文献报道中用了哪些预测因子，还有哪些预测因子是可能的潜在危险因素，选出的潜在危险因素和疾病发生可能的关联是什么，临床专家又有哪些建议，等等。疾病预测因子的选择需要仔细斟酌，需要综合考虑多方面的意见，尤其是临床专家的建议非常重要。

变量选择的基本原则方面，一般来说，在做变量筛选之前，需要根据文献报道或咨询相关专家，对要预测的疾病的发病机制有比较深入的理解。根据疾病的发病机制，研究者要找出合适的潜在预测因子，并将潜在的预测因子的数量限制在 25 个以内，并且对这些因子之间的关联有一定的了解。

在考虑预测指标时，应首先考虑容易获得且便宜的指标，如年龄、性别、病史等非常容易通过问卷获得的指标；其次考虑简单的临床指标，如常见的检查结果（如血常规、尿常规、血生化、影像检查等）；最后考虑昂贵的或者有创伤的检查指标，并且充分权衡这些指标是否对预测能力有明显的提高。预测因子的可靠性非常重要，如某些指标不同医生测量的结果是不一致的（如影像诊断指标等），需要通过 $\kappa$ 系数测量一致程度，以决定是否可以使用。再比如，血压值本身是不断波动的，因此一次测量的血压值是不可靠的，一般需要 2～3 次测量取平均值。综上，预测指标的定义要实用，倾向于选择那些已经有记录的、不太贵的且能比较准确地测量的。

（四）研究设计

在队列设计、病例对照设计、病例队列设计等诸多研究设计中，需要思考数据到底整理成怎样的类型，所选择的样本是否能代表特别的人群，样本的代表性如何，纳入/排除的标准又是什么，是否需要特别排除某些特定疾病，需要测量的指标是否可信，能否找到合适的测量方法，队列终点的定义是否合适，是否有非常明确的诊断标准等。

目前有多种研究设计可以用于预测模型研究。通常，在进行预测模型研究时，人们会自然而然地考虑研究设计采用纵向设计（如队列研究），如对一组患者或正常人进行随访观察，直到结局（转归/发病）发生。例如，对急性心衰的患者进行长期随访观察，观察死亡发生的时间。

预测模型常用的研究设计如表 3-3 所示。

表 3-3                      预测模型常用的研究设计

| 研究设计 | 优势 | 不足 |
| --- | --- | --- |
| 回顾性研究 | 简单,成本低 | 因为研究人群的样本选择是回顾性的,故如果有信息缺失或测量不准会引起选择偏倚;预测因子的定义可能不准确,缺失不可避免;结局不是规范严格定义的 |
| 前瞻性研究 | 能很好地控制研究样本的选择,前瞻性地测量预测因子,根据研究计划前瞻性地测量结局 | 因为研究样本的纳入/排除标准很严格,故模型的外推存在问题 |
| 病例注册系统 | 覆盖一个地区/某种保险人群;简单,成本低;可前瞻性地记录预测因子;样本量大,样本的代表性好 | 结局不是根据规范严格定义的,某些预测因子没有记录或记录不够详细 |
| 巢式病例对照 | 结局罕见时常用,简单,成本低 | 选择对照困难;预测因子的定义可能不准确,缺失不可避免;结局不是标准严格定义的 |

（五）样本量计算

更大的样本量可以建立更稳健的模型。数据应具有足够的质量,并能代表目标人群和应用场景,最好使用所有可用的数据进行模型开发(即避免数据分割),使用重抽样方法(如引导)进行内部验证。基于二分类因变量或生存数据建立预测模型时,对于所需样本量的经验法则是确保每个预测参数至少有 10 个事件。实际所需的样本量是基于特定背景的,不仅取决于与候选预测因子数量相关的事件数量,还取决于参与者总数、研究人群中的结局比例(发生率)以及模型的预期预测性能。建议使用这些信息来根据特定的目标设置调整样本量大小,目的是最小化模型过度拟合的可能性,同时精确估计关键参数。现以二分类变量举例如下。

首先,依据发病比率计算样本量,公式为:

$$n = (1.96/\delta)^2 \hat{\varphi}(1-\hat{\varphi}) \qquad (3\text{-}1)$$

式中，$\hat{\varphi}$ 是结局的占比，$\delta$ 一般不超过 0.05。假设 $\delta$ 取 0.05，$\hat{\varphi}$ 取 50%，则有：

$$n = (1.96/0.05)^2 \times 0.5 \times (1-0.5) = 384.2$$

最终样本量取整，为 385 人，病例有 $385 \times 50\% = 193$ 人，然后依据平均绝对预测误差计算样本量：

$$n = \exp[-0.508 + 0.259\ln(\varphi) + 0.504\ln(P) - \ln(\text{MAPE})/0.544]$$

式中，$\hat{\varphi}$ 是结局的占比，$P$ 为待选择自变量个数（$P \leqslant 30$）。建议平均绝对百分比误差（MAPE）不超过 0.050，$\hat{\varphi}$ 设定为 0.30，$P$ 设定为 10，则有：

$$n = \exp[-0.508 + 0.259\ln(0.30) + 0.504\ln(10) - \ln(0.050)/0.544] = 460.9$$

取整，最终样本量为 461 人。最后依据解释方法计算样本量：

$$n = P/[(S-1)\ln(1 - R_{CS}^2/S)]$$

式中，$R_{CS}^2$ 为模型解释的总方差，通常在之前相同人群的预测模型中有过报道，如没有则建议设置为 0.15；$S$ 为标准差，取 0.9，因此有：

$$n = 10/[(0.9-1)\ln(1 - 0.15/0.9)] = 1750$$

## 二、数据准备和预测因子编码

数据的准备过程主要指数据清洗，这是从一个包含拼写错误、缺失值、异常值等问题的原始数据集，通过数据转换、缺失值处理、异常处理等手段，映射为一个符合质量要求的新数据集的过程。拿到数据的第一步是对数据质量进行评估，评估的指标包括以下几种：

（1）准确性：准确性考察数据集记录的信息是否存在异常或错误。

（2）一致性：一致性考察不同来源的数据是否有一致的数据属性和含义，数据之间的值是否有合理的逻辑关系。

（3）完整性：完整性考察数据信息是否存在缺失，包括数据集的字段以及数据记录。

（4）重复性：重复性考察数据属性和数据记录的重复情况，将完全重复的数据删除。

（5）相关性和可信度：相关性和可信度考察数据与实际情况的相关情况，判断数据是否可靠。

数据准备的主要内容如图 3-2 所示。

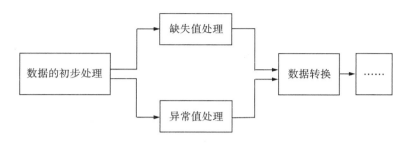

图 3-2　数据准备的主要内容

（一）数据的初步处理

数据的初步处理包括可视化、分布诊断、数据连接等，在初步处理阶段分以下四步：

（1）将数据读入分析工具（如 SAS 软件），形成数据集。在数据读入时，注意变量的类型和长度，避免出现错行、截断等情况。

（2）使用数据可视化手段观察数据的取值分布情况。借助图形、图标等手段，从数据集中抽取有效信息，利用散点图、盒图、直方图、柱形图等辅助认识数据集的特征。

（3）对数据的分布进行诊断（如正态性诊断等）。数据的分布特征可以用平均指标（如均值）、变异指标（如方差）和形态指标（如偏度、峰度）来描述。鉴于很多数据分析模型（如线性模型）的假设要求输入的数据服从或近似服从正态分布条件，因此对数据进行正态性检验是非常重要的。可以通过绘制直方图或分位数-分位数图（QQ plot）来判断样本数据的分布与标准正态分布的相似程度，也可以通过正态性检验的方法检验数据是否服从正态分布（KS 检验和 W 检验）。对不符合正态分布的变量，根据具体的目的，可以进行数据变换（如对数变换）或数据离散化。

（4）如果有多个数据集，可以对数据集进行连接，形成一个完整的数据集。在数据整合前，需要对数据格式进行统一，如对不同数据文件格式进行转换，以方便进行数据合并。数据集合并包括横向合并和纵向合并，在数据集横向合并时，需要对两个数据集的变量名进行检查，对重复的变量进行合并要慎重；在数据集纵向合并时，应该对需合并变量的属性进行检查，避免出现数据类型不一致的情况。

### (二)缺失值处理

数据缺失是指某一数据由于信息缺失等主客观因素,导致字段记录的缺失、遗漏等现象。数据缺失是大数据中经常遇到的问题,也是在数据清洗中非常重要的一个内容。确定缺失值所占的比例以及缺失的类型是缺失值处理的第一步。对于缺失比例很高的变量,是无法进行建模的;对于缺失比例不高的变量,直接删除是最常用的处理方法。当然,简单的删除会导致已有信息的丢失。保留现有数据,使用缺失值填补等方法对缺失值进行填补,是较为合适的做法。

数据缺失可分为三种类型:完全随机缺失(missing completely at random,MCAR)、随机缺失(missing at random,MAR)和非随机缺失(missing not at random,MNAR)。完全随机缺失指的是数据的缺失是由随机的因素造成的,缺失是随机的,数据的缺失不依赖于缺失变量或其他不缺失的变量。随机缺失指的是数据的缺失不是完全随机的,即该类数据的缺失依赖于其他不缺失的变量,可进行敏感性分析或进行数据填补。非随机缺失指的是数据的缺失依赖于不完全变量自身,可进行敏感性分析、分层分析或进行缺失值填补。

缺失值填补的方法包括简单填补(均值填补、众数填补、向前/向后填补、插值填补、特殊值填补等)、基于模型的填补(线性回归、KNN 算法等)以及其他多重填补方法。常用 R 软件包的 MICE 统计软件包进行多重填补。

### (三)异常值处理

异常值也叫"离群值",是指那些偏离其他观测太多的观测值,以至于笔者怀疑这些离群值的产生机制和其他观测不同,认为可能有异常存在。异常值产生的原因包括数据录入错误、采样偏差、测量错误、人为施加了某种干预等。异常值的存在会对回归数据分析产生影响。如图 3-3 所示,圆点和方点表示离群值,实线和虚线分别表示不考虑离群值和考虑离群值时的回归直线和分类决策直线。可以看出,离群值使得回归系数的估计有比较大的偏差。

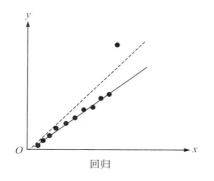
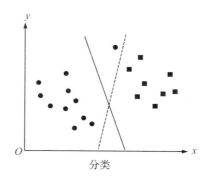

图 3-3　异常值对回归分析的影响

异常值检测最直观的方法是通过数据可视化(分布图、直方图、盒图等),来人工判断是否存在离群值。常用的离群值检测方法包括基于统计、密度、距离等的检测方法,也有一些更复杂的方法(如 iForest 等),方便检测高维数据的离群值。

对于离群值的处理,需要结合专业知识,将明显异常的离群值删除是最常用的方法。而如果结合专业知识判断离群值的出现是合理的,那么需要保留异常值,选择稳健性更强的统计方法,如 Robust 回归等。截断(truncation)也是常用的方法,即将 0.5% ~ 1% 的离群值重新赋值,给定合理的最大值和最小值后进行取舍。

一般而言,对于正态分布变量,设定均值 ± 3 个标准差为合理的最大值和最小值(覆盖 99.7%),将超出范围的值(仅占 0.3%)赋值为均值 + 3 个标准差和均值 - 3 个标准差。

(四)数据转化

数据转化包括特征编码、变量赋值、数据标准化,具体阐述如下:

(1)进行数据去重。数据去重即去除重复的数据记录。

(2)进行特征编码。在实际问题中,获取的原始数据通常会包含非数值型属性,常见的如性别、职业、教育水平等经常以字符串的格式存储,需要对其进行数字编码,如性别用 1 表示男性,2 表示女性;再比如收入情况,将[贫困,低收入,小康,中等收入,富有]进行数字编码,转换为[0,1,2,3,4]。需要注意的是,应该对有序分类变量和无序分类变量进行区分,无序分类变量一定要以哑变量的形式进入模型。

（3）数据标准化。数据标准化是要消除数据单位、量纲不同带来的影响，常用的方法是 Z-score 标准化，即减去均值，除以标准差，使数据变为均值为 0、标准差为 1 的数据，同时数据的分布不会发生变化。

（4）数据离散化。连续性变量以其本身的值进入模型可以增加模型的效能，但为了让模型比较好解释，数据离散化也是常用的方法。数据离散化是将连续性属性的取值范围划分为若干区间段，使区间段代替落在该区间段的属性取值，以此将连续性数据转化为离散型数据。数据离散化在一些问题上能够使模型产生更好的预测效果，并增强模型对离群值的稳健性。数据离散化常根据指标的临床意义或专家意见确定。当没有足够的先验知识时，可以根据数据本身的特征进行离散化，常用的方法包括等距离散化、等频离散化、聚类离散化等（见图 3-4）。等距离散化即根据连续型属性的取值范围，将其均匀地划分为 $k$ 个宽度近似相等的区间；等频离散化即用分位数作为切点进行划分，假设总量为 $n$，区间段数为 $k$，则每个区间段包含的数据个数为 $n/k$ 个；聚类离散化即应用聚类算法（如 KMeans），将点划分为不同的类，使同一类中的数据点相似度高，且类间的数据点有很高的相异性。

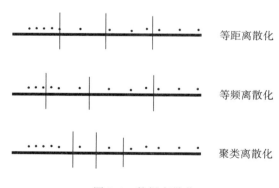

等距离散化

等频离散化

聚类离散化

图 3-4　数据离散化

## 三、模型确定

### （一）预测因子的选择

一般来说，在做变量筛选之前，需要根据文献报道或咨询相关专家，对要预测的疾病的发病机制有比较深入的理解。根据疾病的发病机制,要找出合适的潜在预测因子,并将潜在预测因子的数量限制在 25 个以内,且对这些因子之间的关联有一定的了解。常见预测因子的类型包括:

(1)人口统计:如年龄、性别、种族、社会经济地位。

(2)疾病类型和严重程度:如主要诊断、呈现特征。

(3)病史特征:如以往疾病发作、风险因素。

(4)共病:如伴随疾病。

(5)身体机能状态:如卡诺夫斯基(Karnofsky)评分、WHO 表现评分等。

(6)主观健康状况和生活质量:如心理、认知、心理社会功能。

(7)基因信息。

为了减少变量数量,避免共线性,可以将临床意义相同的变量合并为一个变量,如收缩压、舒张压和高血压病史合并为是否有高血压这一个变量,或直接以收缩压的值代替。此外,不同的变量类型在纳入模型时,也需做不同的处理。分类变量的某些类的频数过低时,应考虑将相近的类合并。连续变量通常假定为线性关系纳入模型,但研究者应该借助限制性立方样条(restricted cubic splines,RCS)函数或者多项式(fractional polynomials,FPs)考察非线性拟合是否更为合适,如"J"形或"U"形曲线。虽然也有研究者将连续变量切割后纳入模型中,这在后期将预测模型推向大众应用时是可取的,但不推荐在模型建立初期采用此策略。此外,连续变量变化的尺度通常为 1 个单位(如 1 岁),但考虑到实际效应,研究者也应该尝试其他尺度,比如 1 个标准差或者 10 个单位(如 10 岁)。

(二)变量筛选

笔者希望建立的预测模型变量不要太多,一是一些预测因子的效应太小,没有必要放在模型里;二是太多的预测因子不好解释,在实际应用过程中需要测量的指标太多会增加成本。

临床预测模型中,变量的筛选有三种策略:基于文献报道、基于统计方法和基于医学认识。建立预测模型前,研究者应该系统地检索文献,收集整理已经报道的预测因子以备用。目前并无广泛认可的最优统计方法筛选预测因子,常见的预测因子筛选策略有两种:全模型策略和筛选模型策略。全模型策略是将所有的潜在因子纳入统计模型且不进行筛选。全模型策略的优势是可以避免模型过度拟合以及预测因子的筛选偏倚,但在实践操作中,全模型不好定义,研究者的认识、变量测量的质量以及数据集的样本量等都会影响最终预测因子变量清单的确定,且纳入所有潜在的预测因子也不切实际。筛选模型策略是借助统计模型评估预测因子与结局的关系,并基于一定的准则,比如 $p$ 值、AIC/BIC 值等来筛选变量。$p$ 小于 0.05 是通常的标准,$p$ 小于 0.1 或者更高的界值有可能引入并不重要的变量。AIC/BIC 是模拟拟合指标,其值越低说明模型拟合越好。筛选模型策略在具体操作时有不同的方法,常见的方法包括向后法、向前法以及逐步法。Bootstrap 法、贝叶斯模型平均和 LASSO 法是比较新的变量筛选方法。

筛选预测模型的预测因子虽有多种统计方法进行统计,但任何预测模型的变量筛选都不能完全依赖于统计方法,而应结合专业知识以及专业领域的经验进行确定。此外,在确定预测模型的预测因子时,一些实际的因素,如指标测量的难易度、测量成本以及应用的难易度等也应考虑在内。

### 四、模型估计

通过回归等模型,疾病风险的预测给出了精准的多变量效用的估计和每个人绝对风险的计算。绝对风险是指具备某特定危险因素集的某个体在年龄 $\alpha$ 时未发生疾病结局,而在年龄 $\alpha+\tau$ 时段内发生该疾病的概率,其中 $\tau$ 是人为规定的随访时间,一般根据模型的构建(5 年风险预测模型或 10 年风险预测模型),设定为 5 年或 10 年。

传统的 Cox 回归模型是以风险函数为基础的,在满足比例风险假定和对数线性假定的前提下建立半参数比例风险模型,并使用指数函数作为连接函数,可以分析多个因素对生存时间的影响且允许存在截尾数据,因此 Cox 模型已经在医学领域得到了大量的应用,但在应用过程中也发现了很多问题,其中最重要的一个问题就是传统的 Cox 回归模型忽略了竞争风险的存在,容易导致对绝对风险的高估,因为只有一个观测结局和右删失情况,不能应用于在竞争风险模型的框架下对感兴趣的结局的评价。竞争风险在疾病风险预测中是广泛存在的,特别是在高龄人群中的应用。它是指在研究对象的随访期内,除了会发生所研究的疾病结局外,还会出现其他竞争性结局,其他竞争性结局的出现往往会影响所研究的疾病结局的发生概率,其至导致疾病结局不再发生。例如，在比较不同治疗方案的乳腺癌临床试验中，研究人员关心的结局是因乳腺癌导致的死亡，但是在此期间，患者有可能死于其他原因，比如车祸；再比如在构建脑卒中发病风险预测模型时，若某个体在脑卒中发生前死于肺癌，则该个体今后发生脑卒中的概率即为0。在构建疾病风险的预测模型中，若不考虑竞争风险效应对疾病发生或转归概率的影响，势必会导致对预测结果的偏差。因此，疾病风险预测模型的构建常常基于竞争风险理论，在协变量数据存在的情况下对竞争风险数据进行建模，现今主流的两类模型是原因别风险模型（cause-specific hazard model）和部分分布风险模型（sub-distribution hazard model）。

### 五、模型表现

对模型进行总体评价的指标可以用模型解释的方差 $R^2$ 来表示，模型表现的指标包括校准度、区分度和决策曲线（见表 3-2）。

（一）校准度

校准度是为了评估预测的概率与实际观察到的概率的一致性，最常见的展现方式是校准度图，即按预测概率的 10 等份划分人群，以每等份预测概率的均值为横轴，实际事件的比例为纵轴。在理想的状况下，校准度图是一条截距为 0、斜率为 1 的直线。

（二）区分度

区分度是指模型区分是否患有待诊断的疾病（诊断模型）或是否发生预期的事件（预测模型）的能力，最常见的区分度刻画指标为 AUC 值或 C 统计量。

（三）决策曲线

校准度和区分度仅测量了预测模型的预测准确性，而未能考虑其临床效用，即使用预测模型与不使用预测模型相比的临床获益。用预测模型指导诊疗决策时，需要用阈值概率将患者划分为低风险（不治疗）或高风险（需要治疗），确定阈值概率需要参考平衡收益和风险。决策曲线如图 3-5 所示。

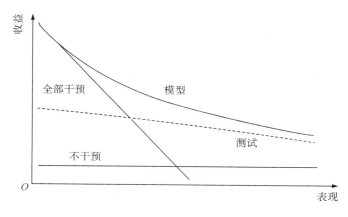

图 3-5　决策曲线示例

## 六、模型验证

为了评估是否存在过拟合，应验证统计模型。建立的预测模型需要评估其性能，以考察其可重复性以及外推性，因此严格的预测模型评估过程包括对内部以及外部数据的验证。当使用和训练集同源的数据集时，称为"内部验证"。常用的内部验证方法包括随机拆分验证、交叉验证以及 Bootstrap 重抽样，其中 Boostrap 重抽样是目前业界最为推荐的内部验证方法。当使用和训练集不同源的数据集时，称为"外部验证"。外部验证可采用不同时间、不同地域、不同时间及地域的数据集。

无论是内部验证还是外部验证，均需要采用一定的指标来评估模型的性能。区分度和校准度是两个最常见的模型评价指标。

## 七、模型展示

为了让临床预测模型得到更好的应用，研究者还需考虑模型的呈现方式。临床预测模型本质上是预测因子的数学公式组合，为方便临床应用，研究者常对不同预测因子的取值赋予不同的评分，最终的累计得分对应一定的事件概率，此即危险因素评分，或者是依据得分高低划分高危人群和低危人群。若预测模型比较复杂，则可以 Excel 工具、网页工具或者手机 App 等软件进行展示和应用。总之，预测模型的呈现方式主要有四种，即评分系统、彩色打分卡、列线图和 App/网页。

临床预测模型最有效的分享和推广方式是在学术期刊上报告其结果，但此前很多临床预测模型的报告质量堪忧，为此，《个体预后与诊断的多变量预测模型透明报告》(TRIPOD)从标题和摘要、介绍、方法、结果、讨论等多个方面提出了 22 条检查条目，以规范报告内容，提高研究质量。研究者在撰写研究报告时，可从相关网站获取更详细的参考信息。

# 第四章　慢性病预测模型建模中的统计模拟

目前对预测模型的研究多数停留在对预测模型构建的基本原则上，缺乏对模型选择与比较、预测因子的选择与比较、模型外推预测的行为表现和泛化能力的评估等诸多方面的深入理论研究和统计模拟，尚不能满足指导慢性病风险预测、早期筛查、预后评估等多个层面预测模型的构建的需求。为此，笔者采用累积发病概率函数 $F(t)$ 曲线进行了研究。

## 第一节　累积发病概率函数

### 一、累积发病概率函数的意义

群体中，累积发病概率函数 $F(t)$ 曲线的分布模式对于心脑血管疾病预测模型构建中的模型选择与比较、预测因子选择与比较、模型外推预测的行为表现及泛化能力的评估等具有十分重要的意义。在统计学上，从生存分析的角度，累积死亡函数 $F(t)$、累积生存函数 $S(t)$ 和累积发病概率函数 $H(t)$ 具有如下关系（式中各参数的含义同前）：

$$F(t) = 1 - S(t) = 1 - P(T > t) = 1 - \exp\left[-H(t)\right]$$

$$= 1 - \exp\left[-\int_0^t h(u, X)\,\mathrm{d}u\right]$$

$$= 1 - \exp\left[-\int_0^t h_0(u)\exp(\beta X)\,\mathrm{d}u\right] \tag{4-1}$$

以生存时间 $T$ 服从 Weibull 回归模型为例，则具有预测因子向量 $X = (x_1, x_2, \cdots, x_p)$ 的瞬时风险函数为：

$$h(u, X) = h_0(t) \exp(\beta X) = \lambda t^{\gamma-1} \exp(\beta X) \tag{4-2}$$

由公式 4-1 和公式 4-2 推得：

$$
\begin{aligned}
F(t) &= 1 - \exp\left[-\int_0^t h_0(u) \exp(\beta X) \mathrm{d}u\right] \\
&= 1 - \exp\left[-\int_0^t \lambda u^{\gamma-1} \exp(\beta X) \mathrm{d}u\right] \\
&= 1 - \exp\left[-\frac{\lambda}{\gamma} t^\gamma \exp(\beta X)\right]
\end{aligned}
\tag{4-3}
$$

由公式 4-3 可得：

$$t = \left\{\frac{-(\gamma/\lambda)\ln[1 - F(t)]}{\exp(\beta X)}\right\}^{-\gamma} \tag{4-4}$$

因此，参考实际群体数据中 $F(t)$ 曲线的分布特征，由 Weibull 回归模型中对预测因子 $X$ 的估计可以得到 $h_0(t) = \lambda t^{\gamma-1}$，进而可获得 $\lambda$ 和 $\gamma$ 值。所以，通过 $F(t)$ 可以获得与其对应的队列模拟数据。这种队列模拟数据是预测模型选择与比较、预测因子的选择与比较、模型外推预测的行为表现及泛化能力的评估等的重要依据。

然而，所定义的 $F(t)$ 曲线是否符合真实世界环境中的情形，是决定模型是否符合实际的关键。本章系统展示了如何基于真实世界中的临床诊疗和健康管理数据信息，概括归纳 $F(t)$ 曲线分布模式，希望对读者设计统计模拟试验提供帮助。首先是系统阐明和展示不同心脑血管疾病、不同病型、不同群体、不同生物标志分组、不同干预措施等多种情形下，心脑血管疾病累积发病概率函数 $F(t)$ 曲线的分布谱，进而从曲线分布谱当中抽象出代表性 $F(t)$ 曲线的分布模式，以指导进一步的理论研究与统计模拟研究。

## 二、归纳概括 $F(t)$ 曲线分布模式的思路

归纳概括 $F(t)$ 曲线分布模式的思路如下：

（1）系统阐明不同心脑血管疾病、不同病型、不同群体、不同生物标志分组、不同干预措施等多种情形下，心脑血管疾病累积发病概率函数 $F(t)$ 曲线的分布谱。在 PubMed 中，输入（（（（cardiovascular disease［Title］）OR stroke〔Title〕）OR coronary disease〔Title〕）） AND Kaplan meier 作为检索词，查阅 2015～2017 年发表的相关文献（共 361 篇），从中提取文中报道的 K-M 曲线，将其转化为随访时间 $t$ 所对应的 $F(t)$。虽然各研究的随访结局均为心脑血管疾病，但所涉及的研究样本领域十分广泛：研究的疾病结局涉及心血管事件、心脑血管死亡、非致死性心脏病、冠心病、脑卒中、外周血管病、心力衰竭、心肌梗死等；研究的人群涉及不同种族、不同年龄、不同性别、是否患糖尿病、是否患高血压、心脑血管疾病血清标志物（如纤维蛋白原、载脂蛋白 E、C-反应蛋白等）处于不同水平等的不同人群；涉及的干预措施包括常规治疗、安慰剂治疗、手术治疗、特殊药物治疗等多种干预措施。根据结果绘制如图 4-1 所示的不同心脑血管疾病、不同病型、不同群体、不同生物标志分组、不同干预措施的累积发病概率函数 $F(t)$ 曲线的分布谱。

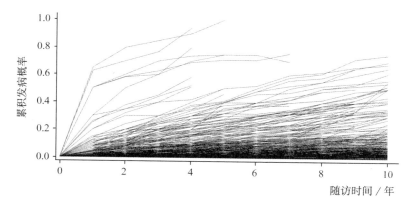

图 4-1　根据文献综述得到的不同心脑血管疾病、不同病型、不同群体、不同生物标志分组、
　　　　不同干预措施的累积发病概率函数 $F(t)$ 曲线的分布谱

从图 4-1 中可知，不同心脑血管疾病、不同病型、不同群体、不同生物标志分组、不同干预措施的累积发病概率函数 $F(t)$ 曲线具有明显的异质性。

（2）从曲线分布谱中抽象出代表性 $F(t)$ 曲线的分布模式，以指导进一步的理论研究与统计模拟研究。根据图 4-1 中 $F(t)$ 分布谱所反映的真实情况，本研究得出了如图 4-2 所示的五条具有代表性的 $F(t)$ 曲线，用于指导进一步的预测模型统计模拟研究。五条 $F(t)$ 曲线的函数分别定义为 $F_A(t) = \exp(0.002t) - 1$，$F_B(t) = \exp(0.003t) - 1$，$F_C(t) = 0.01t$，$F_D(t) = \log_{1.6 \times 10^5}(t+1)$，$F_E(t) = \log_{121}(t+1)$。

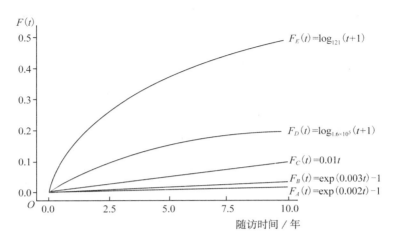

图 4-2 代表性 $F(t)$ 函数曲线分布模式

# 第二节 统计模拟试验设计

基于上述抽象出的代表性 $F(t)$ 曲线分布模式,选择参数模型(以 Weibull 回归模型为代表)、半参数模型(以 Cox 比例风险模型为代表)、非参数模型(以单因素加权法为代表)和机器学习模型(以随机生存森林模型为代表)作为研究对象,在存在竞争风险和不存在竞争风险两种情形下,从两种建模知识背景(预测因子间无明确因果路径和有明确因果路径)出发,设计统计模拟试验,通过内部交叉验证,即用特定 $F(t)$ 总体构建模型来预测同一 $F(t)$ 数据的心脑血管疾病风险,进行模型及其预测因子集的比较和选择;通过外部交叉预测,即用特定 $F(t)$ 总体构建模型来预测不同 $F(t)$ 数据的心脑血管疾病风险,进行模型外推预测的行为表现及泛化能力的评估等方面的系统研究。

## 一、统计模拟策略

统计模拟策略如图 4-3 所示。

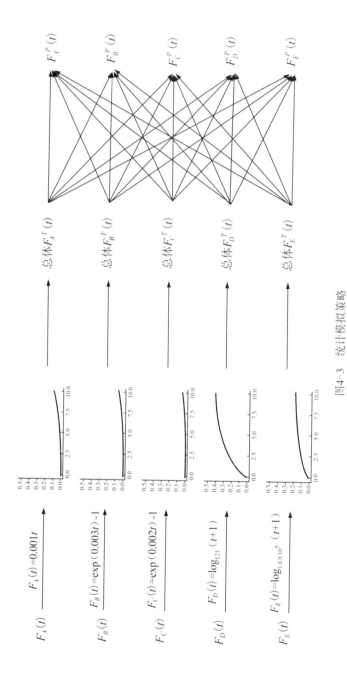

图4-3　统计模拟策略

根据图 4-3 所示的统计模拟策略,设定不同的模拟背景,在存在竞争风险和不存在竞争风险这两种情形下,从两种建模知识背景(预测因子间无明确因果路径和有明确因果路径)出发,进行如下的模拟研究。

(一)内部交叉验证

内部交叉验证是用特定 $F(t)$ 总体构建模型来预测同一 $F(t)$ 数据的心脑血管疾病风险。例如,用图 4-3 中符合 $F_A^T(t)$ 的数据建立心脑血管疾病模型,然后在与 $F_A^T(t)$ 具有相同 $F(t)$ 曲线分布模式的 $F_A^P(t)$ 的测试集中预测心脑血管疾病,获得预测效果(AUC 和 O/E),具体操作如下所述。

(1)定义拟比较的模型集:在不存在竞争风险的前提下,对 Weibull 回归模型、Cox 回归模型、单因素加权法、随机生存森林模型四种模型进行比较;在存在竞争风险的前提下,对 Weibull 回归模型、Cox 回归模型、单因素加权法、随机生存森林模型、原因别竞争风险模型、部分分布竞争风险模型六种模型进行比较。

(2)确定模拟情景:模拟情景分为预测因子间无明确因果路径关系和有明确因果路径关系的两种情景。

(3)产生模拟数据:参考实际心脑血管疾病队列观察结果,给定随访期限 $T$ 内(例如 10 年)心脑血管疾病的累积发病率 $F(T)$ 及累积发病概率函数 $F(t)$、$h_0(t)$ 的形式及其参数值,借助公式 4-1 至公式 4-4 的推导方法,获得生存时间 $t$ 与 $F(t)$ 的函数关系;在给定预测因子集 $X=(x_1, x_2, \cdots, x_p)$ 及其效应 $B=(\beta_1, \beta_2, \cdots, \beta_p)$ 的前提下,产生样本量为 $n$ 且所有个体均观察到发病结局的虚拟队列。在虚拟队列中,给定随访期限 $T_\tau$,则 $t \leqslant T_\tau$ 为心脑血管疾病发生,CVD 的值为 1;$t > T_\tau$ 为心脑血管疾病未发生,CVD 的值为 0。

(4)模型比较:在给定不同样本量、不同删失率(也就是 1-发病率)、不同竞争风险比例的前提下,按照如图 4-3 所示的建模方案,在训练集中拟合模型,在具有相同 $F(t)$ 曲线分布模式的测试集中评估模型,进行模型及其预测因子集的比较和选择,并比较和评价各种模型的表现。

(5)评价指标:采用 ROC 曲线下面积 AUC 评价模型的判别准确率,采用 O/E 评价模型的校准能力。

（二）外部交叉预测

如图 4-3 所示，基于上述内部交叉验证产生的所有数据集，用特定 $F(t)$ 总体所构建的某特定模型，来预测不同 $F(t)$ 总体所产生的队列中的心脑血管疾病风险。例如，用图 4-3 中符合 $F_A^T(t)$ 的数据建立心脑血管疾病模型，然后在与 $F_A^T(t)$ 具有不同 $F(t)$ 曲线分布模式 $F_B^P(t)$、$F_C^P(t)$、$F_D^P(t)$、$F_E^P(t)$ 的测试集中预测心脑血管疾病，获得预测效果（AUC 和 O/E 等）。其中，尝试采用了更新模型基准生存率的方法对模型进行了更新，以评价预测效果。

## 二、预测因子间无明确因果路径情形下的模拟试验设计

在心脑血管疾病观察队列中，随访观察 $T$ 年，观察心脑血管疾病发病结局。假定通过前期的关联分析方法（线性回归、Logistic 回归、$t$ 检验、卡方检验等），筛选出与心脑血管疾病发生相关联的若干变量；进而根据其效应大小，结合专业知识，选定了具有预测价值的 $p$ 个预测因子向量 $X = (x_1, x_2, \cdots, x_p)$，如与心脑血管疾病发生结局相关的收缩压（SBP）、舒张压（DBP）、体重指数（BMI）、空腹血糖（FBG）、三酰甘油（TG）、总胆固醇（TC）、高密度脂蛋白（HDL）、低密度脂蛋白（LDL）共 8 个预测因子，则其模拟方案设计如下。

（一）产生模拟数据

基于队列实际数据，计算预测因子集 $X = (x_1, x_2, \cdots, x_p)$ 中各预测因子的均值及其协方差阵，以此作为如下总体均值向量和总体协方差的估计

$$\mu = (\mu_1, \mu_2, \cdots, \mu_p), \sum \sigma^2 = \begin{pmatrix} \sigma_{11}^2 & \sigma_{12}^2 & \cdots & \sigma_{1p}^2 \\ \sigma_{21}^2 & \sigma_{22}^2 & \cdots & \sigma_{2p}^2 \\ \vdots & \vdots & \ddots & \vdots \\ \sigma_{p1}^2 & \sigma_{p2}^2 & \cdots & \sigma_{pp}^2 \end{pmatrix} \tag{4-5}$$

令 $X$ 服从多元正态分布，即 $X \sim N[\mu, \sum \sigma^2]$，由此总体中产生具有预测因子向量 $X = (x_1, x_2, \cdots, x_p)$ 的数据集，并根据实际的关联分析结果设定其效应大小为 $B = (\beta_1, \beta_2, \cdots, \beta_p)$。然后给定随访期限 $T$ 内（例如 10 年）

心脑血管疾病的累积发病率 $F(T)$ 及累积发病概率函数 $F(t)$、$h_0(t)$ 的形式及其参数值,借助公式 4-1 至公式 4-4 的推导方法,获得生存时间 $t$ 与 $F(t)$ 的函数关系;在给定预测因子集 $X=(x_1,x_2,\cdots,x_p)$ 的分布及其效应 $B=(\beta_1,\beta_2,\cdots,\beta_p)$ 的前提下,产生样本量为 $n$ 且所有个体均观察到发病结局的虚拟队列数据。在虚拟队列中,给定随访期限 $T_\tau$,则 $t\leqslant T_\tau$ 为心脑血管疾病发生,CeVD 的值为 1;$t>T_\tau$ 为心脑血管疾病未发生,CeVD 的值为 0。

(二)模型比较与评价

按照上述统计模拟策略和步骤,进行各种模型的内部交叉验证和外部交叉预测。

1.基于同一 $F(t)$ 总体的内部交叉验证的模拟策略

(1)遍历样本量:给定随访时间 $t$ 为 10 年,给定效应值 $B=(\beta_1,\beta_2,\cdots,\beta_p)$,遍历样本量 1000、2000、3000、4000、5000、10000,比较各种模型的预测效果。

(2)遍历删失率:控制样本量为 2000,给定效应值 $B=(\beta_1,\beta_2,\cdots,\beta_p)$,通过遍历随访时间 $T_\tau$ 来遍历发病率,即从 99% 到 10% 遍历删失率,以观察发病率从 1% 到 90% 的各种情形下,各种模型的预测效果。

(3)遍历竞争风险比例:控制样本量为 2000,给定随访时间 $t$ 为 10 年;从结局事件为阳性的个体中随机抽选 5%、10%、20%、30%、40%、50% 的样本,将其设定为竞争事件。

2.基于不同 $F(t)$ 总体的外部交叉预测的模拟策略

控制样本量为 2000,给定随访时间 $t$ 为 10 年和效应值 $B=(\beta_1,\beta_2,\cdots,\beta_p)$,基于上述设定的 $F(t)$ 构建预测模型,用所构建的预测模型外推预测具有不同 $F(t)$ 曲线分布模式的数据集的心脑血管疾病风险,其外部交叉预测策略如图 4-3 所示。例如,用图中符合 $F_A^T(t)$ 的数据建立心脑血管疾病预测模型,然后在与 $F_A^T(t)$ 具有不同 $F(t)$ 曲线分布模式的 $F_B^P(t)$、$F_C^P(t)$、$F_D^P(t)$、$F_E^P(t)$ 测试集中外推预测心脑血管疾病风险,评价其预测效果(AUC 和 O/E 等),以此类推。

3.模型校正策略的模拟研究

首先利用特定 $F(t)$ 的数据构建模型,在具有不同 $F(t)$ 的数据中进行外部交叉预测时,将模型中的基准生存率 $S_0(t)$ 替换为所预测数据集的 $S_0(t)$,

例如，利用符合 $F_A^T(t)$ 的数据建立心脑血管疾病模型，然后在与 $F_A^T(t)$ 具有不同 $F(t)$ 曲线分布模式的 $F_B^P(t)$、$F_C^P(t)$、$F_D^P(t)$、$F_E^P(t)$ 测试集中进行外推预测时，将模型中的基准生存率 $S_0^A(t)$ 依次替换为 $S_0^B(t)$、$S_0^C(t)$、$S_0^D(t)$、$S_0^E(t)$；以观察模型的预测效果（AUC 和 O/E 等）的改善情况。

（三）预测因子集的比较与评价

（1）根据专业知识，从预测因子集 $X = (x_1, x_2, \cdots, x_p)$ 中，选择特定组合的预测因子子集，比较各模型在各预测因子子集之间的预测效果。例如，由心脑血管疾病预测因子集 $X_1 = (\text{SBP}, \text{DBP}, \text{BMI}, \text{FBG}, \text{TC}, \text{TG}, \text{HD}, \text{LDL})$，根据专业知识选择变量集，组成预测因子集 $X_2 = (\text{SBP}, \text{BMI}, \text{FBG}, \text{TC}, \text{HDL})$ 和预测因子 $X_3 = (\text{高血压}, \text{肥胖}, \text{糖尿病}, \text{血脂异常})$。按照上述同样的模拟方案，比较各个模型不同预测因子集组合的预测效果。

（2）改变公式 4-5 中的协方差阵，例如将矩阵中的每一个元素增加某一个数，则变量间的相关性发生相应变化。重复前面的步骤（1），比较各个模型不同预测因子组合时的预测效果。

## 三、预测因子间有明确因果路径情形下的模拟试验设计

目前，心脑血管疾病的多数危险因素已较清楚，且它们之间的因果关系有时能够明确确定。例如，吸烟、饮酒、饮食、运动等生活行为危险因素的长期暴露会导致肥胖、高血压、糖尿病、血脂异常等代谢综合征组分，而代谢综合征组分的长期暴露则会导致动脉粥样硬化斑块形成，斑块破裂堵塞血管会导致心脑血管疾病的发生。2008 年在《自然遗传学评论》（*Nature Reviews Genetics*）杂志上发表的一篇综述性文章中，将心脑血管疾病发生的因果模型概括为图 4-4（a）。为了便于模拟，笔者将其简化为图 4-4（b）所示的模拟因果图，并参考山东多中心健康管理纵向观察大数据队列实际回归分析结果，将预测因子间的效应值映射到图上的相应路径上，即路径系数。

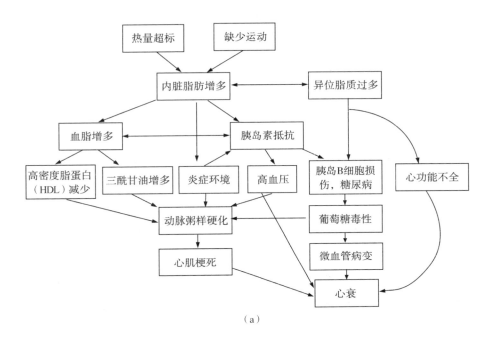

（a）

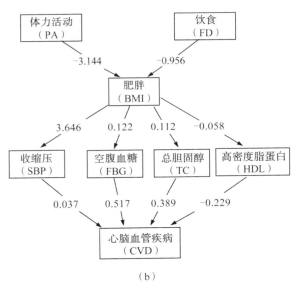

（b）

图 4-4  心脑血管疾病发生的因果模型

基于以上心脑血管疾病发生的因果模型图,将模拟步骤设置如下:

（一）产生模拟数据

设定产生数据的样本量 $N$,例如 $N=2000$,沿着图中的各条因果路,以线性回归模型,使用 $Y=\beta_0+\beta_1 X_1+\beta_2 X_2+\cdots+\beta_p X_p$ 为工具,产生相应的节点数据。例如,对于心脑血管疾病发生的因果模型图 4-4(b),产生模拟数据的步骤如下:

(1)设体力活动(PA)和饮食(FD)均服从二项分布即 $PA\sim B(n,\pi_{PA})$,$FD\sim B(n,\pi_{FD})$,其中参数 $\pi_{PA}$ 和 $\pi_{FD}$ 由实际队列观察数据估计;借助线性回归模型,$BMI=\beta_0+\beta_1 PA+\beta_2 FD+\varepsilon$,$\varepsilon\sim N(0,\sigma^2)$,各参数参考实际队列数据设定。再由回归方程 $SBP=\beta_0+\beta_3 BMI+\varepsilon$,以同样的方法产生 SBP;以此类推,产生图中的各节点数据。

(2)然后,给定随访期限 $T$ 内(例如 10 年)心脑血管疾病的累积发病率 $F(T)$ 及累积发病概率函数 $F(t)$ 和 $h_0(t)$ 的形式及其参数值,借助前述公式 4-1 至公式 4-4 的推导方法,获得生存时间 $t$ 与 $F(t)$ 的函数关系;在给定预测因子集 $X=(SBP,FBG,TC,HDL)$ 及其效应 $B=(\beta_{SBP\to CVD}$,$\beta_{FBG\to CVD}$,$\beta_{TC\to CVD}$,$\beta_{HDL\to CVD})$ 的前提下,产生样本量为 $N$ 的所有个体均观察到发病结局的虚拟队列。在虚拟队列中,给定随访期限 $T_\tau$,则 $t\leqslant T_\tau$ 为心脑血管疾病发生,CeVD 的值为 1;$t>T_\tau$ 为心脑血管疾病未发生,CeVD 的值为 0。

(3)采取与前面"预测因子间无明确因果路径情形下的模拟试验设计"中的"模型比较与评价"相同的模拟策略,进行模拟研究。

（二）预测因子集的比较与评价

根据图 4-4(b)所示的心脑血管疾病发生的因果模型,选择特定组合的预测因子子集,例如,预测因子集 1 为 $X_1=(SBP,FBG,TC,HDL,BMI,PA,FD)$,预测因子集 2 为 $X_2=(SBP,FBG,TC,HDL)$,预测因子集 3 为 $X_3=(BMI)$,预测因子集 4 为 $X_4=(PA,FD)$。比较各个模型中不同预测因子集组合的预测效果。

# 第三节 统计模拟结果

## 一、预测因子间无明确因果路径情形下的统计模拟结果

（一）特定 $F(t)$ 总体建模预测相同 $F(t)$ 总体数据的内部交叉验证结果

1.样本量变化对不同 $F(t)$ 下不同模型的预测效果比较

设 SBP、DBP、BMI、TC、TG、HDL、LDL、FBG 为 8 个预测因子，其效应值定义为 $B=(\beta_1,\beta_2,\cdots,\beta_8)=(0.04,0.04,0.11,0.11,0.38,0.22,-0.14,0.41,0.62)$。由 $F_A(t)=\exp(0.002t)-1$，$F_B(t)=\exp(0.003t)-1$，$F_C(t)=0.01t$，$F_D(t)=\log_{1.6\times10^5}(t+1)$，$F_E(t)=\log_{121}(t+1)$，产生 10 年的累积发病率，依次分别为 $F_A(t=10)=2\%$，$F_B(t=10)=3\%$，$F_C(t=10)=10\%$，$F_D(t=10)=20\%$，$F_E(t=10)=50\%$，共计 5 个队列模拟数据。图 4-5 所示是特定 $F(t)$ 总体建模预测相同 $F(t)$ 总体数据相应地随样本量增加时，AUC 和 O/E 的变化特征。

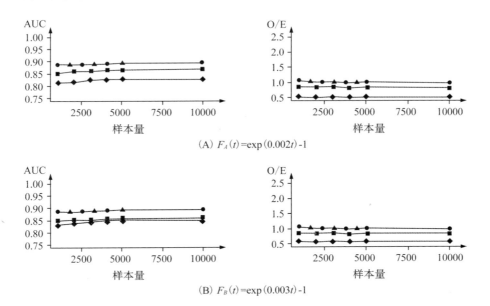

(A) $F_A(t)=\exp(0.002t)-1$

(B) $F_B(t)=\exp(0.003t)-1$

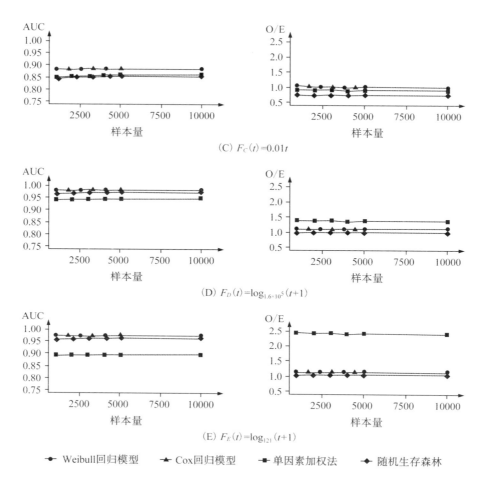

图 4-5　样本量变化对不同 $F(t)$ 下不同模型的预测效果（AUC 或 O/E）的影响

从结果中可以看出:

(1)特定 $F(t)$ 曲线分布模式下,随着样本量的增加,各种方法(Weibull 回归模型、Cox 回归模型、单因素加权法、随机生存森林)的判别准确性(AUC)和校准(O/E)均变化不大。由此说明,当样本量超过 1000 时,各种模型的预测效果均已达到稳定状态;样本量再增大,预测效果也不会再提高。

(2)当样本量相同时,各种 $F(t)$ 曲线分布模式下的不同模型表现出了不同的预测效果,其中 Weibull 回归模型和 Cox 比例风险回归模型效果最佳,其判别准确性(AUC)最优,校准(O/E)最接近1;其次是随机生存森林;而表现最差的是单因素加权法,其 AUC 不高,尤其是 O/E 严重偏离 1。

（3）在样本量和预测模型方法相同时,$F(t)$ 曲线分布模式不同,模型预测效果差异较大,说明 $F(t)$ 曲线分布模式对模型预测效果影响较大。

2.累积发病率 $F(t=\tau)$ 变化对模型预测效果的影响

仿照亚队列 1 数据的分析结果,设 SBP、DBP、BMI、TC、TG、HDL、LDL、FBG 为 8 个预测因子,其效应值定义为 $B=(\beta_1,\beta_2,\cdots,\beta_8)=(0.04,0.04,0.11,0.11,0.38,0.22,-0.14,0.41,0.62)$。由 $F_A(t)=\exp(0.002t)-1$,$F_B(t)=\exp(0.003t)-1$,$F_C(t)=0.01t$,$F_D(t)=\log_{1.6\times10^5}(t+1)$,$F_E(t)=\log_{121}(t+1)$,分别产生 5 个队列,每个队列的样本量均为 2000。图 4-6 所示分别为各种 $F(t)$ 曲线分布模式下随累积发病率 $F(t=\tau)$ 逐渐增加的各模型的 AUC 和 O/E。从结果中可以看出:

（1）同一 $F(t)$ 曲线分布模式下,随着累积发病率 $F(t=\tau)$ 的增加,Weibull 回归模型、Cox 回归模型和随机生存森林模型的判别准确性（AUC）均逐渐增加,而单因素加权法的 AUC 反而逐渐降低。Weibull 回归和 Cox 回归的 O/E 表现最佳,均接近于 1;当累积发病率 $F(t=\tau)$ 较低时,随机生存森林的 O/E 略偏离 1;单因素加权法 O/E 表现最差,当 $F(t=\tau)$ 较低时,表现为严重低估发病风险,而 $F(t=\tau)$ 较高时,又严重高估发病风险。

（2）当 $F(t=\tau)$ 相同时,Weibull 回归模型和 Cox 回归模型的判别准确性（AUC）和校准（O/E）均表现最佳;随机生存森林的次之,但发病率太低时判别准确性（AUC）很差;单因素加权法表现最差,尤其是 O/E 明显比其他三种方法差。

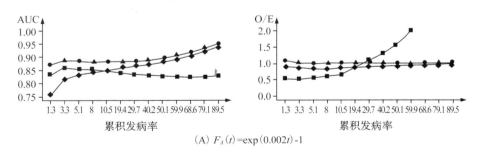

(A) $F_A(t)=\exp(0.002t)-1$

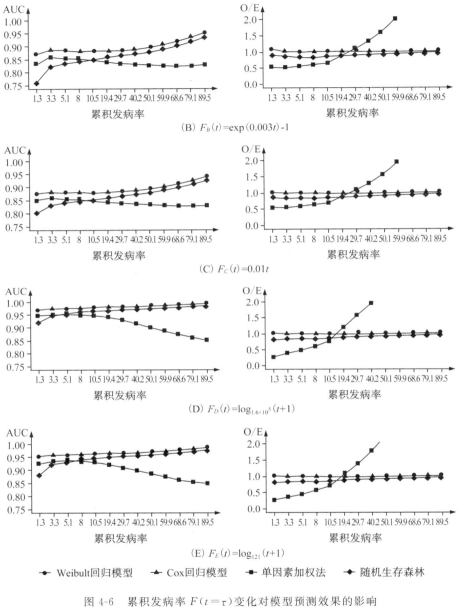

图 4-6　累积发病率 $F(t=\tau)$ 变化对模型预测效果的影响

3.竞争风险对模型预测效果的影响及其校正效果

仿照亚队列 1 数据的分析结果,设 SBP、DBP、BMI、TC、TG、HDL、

LDL、FBG 为 8 个预测因子,其效应值定义为 $B=(\beta_1,\beta_2,\cdots,\beta_8)=(0.04,$ $0.04,0.11,0.11,0.38,0.22,-0.14,0.41,0.62)$。由 $F_A(t)=\exp(0.002t)$ $-1,F_B(t)=\exp(0.003t)-1,F_C(t)=0.01t,F_D(t)=\log_{1.6\times10^5}(t+1),$ $F_E(t)=\log_{121}(t+1)$,产生样本量分别为 2000、10 年累积发病率分别依次为 $F_A(t=10)=2\%,F_B(t=10)=3\%,F_C(t=10)=10\%,F_D(t=10)=20\%,$ $F_E(t=10)=50\%$ 的 5 个队列模拟数据;设定各队列的结局事件的竞争风险比例依次为 5%、10%、20%、30%、40% 和 50%。在此模拟情形下,仍然采用不考虑竞争风险的 Weibull 回归模型、Cox 回归模型、随机生存森林模型和单因素加权法进行预测,观察其预测效果;同时,采用部分分布竞争风险模型和原因别竞争风险模型进行校正,以观察其对预测效果的改善情况,结果如图 4-7 所示。

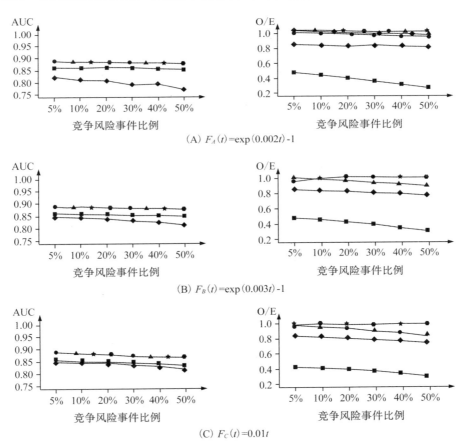

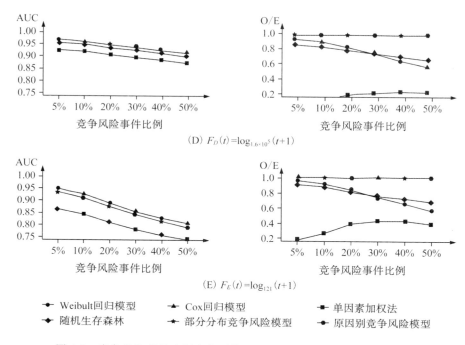

图 4-7　竞争风险事件比例变化对模型预测效果的影响及其校正效果

从结果中可以看出，竞争风险比例对四种模型（Weibull 回归模型、Cox 回归模型、随机生存森林模型和单因素加权法）预测效果的影响分别为：

（1）对判别准确性（AUC）的影响：在各种 $F(t)$ 曲线分布模式下，随着竞争风险比例的增加，四种模型的判别准确性（AUC）均逐渐降低；但是，$F(t)$ 曲线分布模式对各种模型的 AUC 具有很大的影响，当 $F(t)$ 的增长速度较低时［如 $F_A(t)$，$F_B(t)$，$F_C(t)$］，随着竞争风险比例的增加，AUC 变化不大；但当增长速度很快时［如 $F_D(t)$，$F_E(t)$］，$F_D(t)$ 的 AUC 随着竞争风险比例的增加下降变快，而 $F_E(t)$ 的 AUC 随着竞争风险比例的增加呈快速下降趋势。在相同竞争风险比例下，Weibull 回归模型和 Cox 回归模型仍然表现最佳，单因素加权法仍然表现最差，随机生存森林的表现有所波动，在 $F_B(t)$ 时的表现比单因素加权法差。

（2）对校准（O/E）的影响：在各种 $F(t)$ 曲线分布模式下，随着竞争风险比例的增加，Weibull 回归模型、Cox 回归模型和随机生存森林模型的校准（O/E）均随着竞争风险比例的增加而越来越偏离 1，说明竞争风险比例对各种模型的校准能力均影响较大。$F(t)$ 曲线分布模式对各种模型的 O/E 具有很大影响，当 $F(t)$ 的增长速度较低时 $[F_A(t)，F_B(t)，F_C(t)]$ 影响较小；但当增长速度很快时 $[F_D(t)，F_E(t)]$，随着竞争风险比例的增加，$F_D(t)$ 的 O/E 偏离 1 越来越大，而 $F_E(t)$ 偏离 1 更大。在相同竞争风险比例下，对 Weibull 回归模型和 Cox 回归模型影响最小，对单因素加权法影响最大，对随机生存森林的影响介于二者之间。

另外，竞争风险预测模型的校正效果为在各种 $F(t)$ 曲线分布模式下，原因别竞争风险模型和部分分布竞争风险模型对模型的判别准确性（AUC）校正作用不大，与不考虑竞争风险模型的 Cox 回归模型和 Weibull 回归模型的判别准确性（AUC）类似。但是，竞争风险模型对预测模型的校准能力（O/E）具有明显的校正作用，经原因别竞争风险模型和部分分布竞争风险模型校正后的 O/E 均接近 1。

4. 预测指标及其组合模式对模型预测效果的影响

仍然仿照亚队列 1 数据的分析结果，设 SBP、DBP、BMI、TC、TG、HDL、LDL、FBG 为 8 个预测因子，其效应值定义为 $B=(\beta_1，\beta_2，\cdots，\beta_8)=(0.04，0.04，0.11，0.11，0.38，0.22，-0.14，0.41，0.62)$。设计如下三种预测因子集：

(1) 预测因子集 1：纳入上述全部 8 个预测因子，即 $X_1=$ (SBP，DBP，BMI，FBG，TC，TG，HD，LDL)。

(2) 预测因子集 2：根据专业知识，选择其中 5 个预测因子，组成预测因子集 $X_2=$ (SBP，BMI，FBG，TC，HDL)。

(3) 预测因子集 3：根据高血压、肥胖、糖尿病、血脂异常的诊断标准，选择分类变量 $X_3=$ (高血压，肥胖，糖尿病，血脂异常) 作为预测因子集 3。

产生样本量分别为 2000，随访 10 年，$F(t)$ 曲线分布模式分别为 $F_A(t)=\exp(0.002t)-1$，$F_B(t)=\exp(0.003t)-1$，$F_C(t)=0.01t$，$F_D(t)=\log_{1.6\times10^5}(t+1)$，$F_E(t)=\log_{121}(t+1)$ 的 5 个队列模拟数据，则相应的 10 年累积发病率分别依次为 $F_A(t=10)=2\%$，$F_B(t=10)=3\%$，$F_C(t=10)=10\%$，$F_D(t=10)=20\%$，$F_E(t=10)=50\%$。表 4-1 所示为该模拟环境下，特定 $F(t)$ 总体建模预测相同 $F(t)$ 总体数据时，不同预测因子集所构建模型的预测效果（AUC 和 O/E）。从表 4-1 中可以看出：

（1）各种 $F(t)$ 曲线分布模式下，预测因子组合的判别准确性（AUC）和校准（O/E）变化趋势较一致，说明不同预测因子所构建的模型的预测效果不受 $F(t)$ 曲线分布模式的影响。

（2）特定 $F(t)$ 曲线分布模式下，虽然当将所有预测因子纳入模型（预测因子集 1）时，各种方法（Weibull 回归模型、Cox 回归模型、单因素加权法、随机生存森林）的判别准确性（AUC）和校准（O/E）均最优，但根据专业知识减少部分预测因子后（预测因子集 2），AUC 和 O/E 变化并不大，说明在建立预测模型时，选取部分预测因子替代全部预测因子的建模策略在成本和收益上是可行的。

（3）特定 $F(t)$ 曲线分布模式下，将数值变量的预测指标按照疾病诊断标准划分为分类变量的预测指标（预测因子集 3），所构建的预测模型损失部分预测效果，但在临床上更容易解释。

（4）同一 $F(t)$ 曲线分布模式下，仍然是单因素加权法预测效果最差，虽然其 AUC 有所改善，但 O/E 仍很差。

表 4-1　预测指标及其组合模式对模型预测效果的影响

| F(t)曲线分布模式 | 模型 | 预测因子集 1 | | 预测因子集 2 | | 预测因子集 3 | |
| --- | --- | --- | --- | --- | --- | --- | --- |
| | | AUC | O/E | AUC | O/E | AUC | O/E |
| $F_A(t)$ | Weibull 回归模型 | 0.8889(0.8439,0.9340) | 1.0293 | 0.8887(0.8439,0.9336) | 1.0353 | 0.8429(0.7894,0.8964) | 1.0350 |
| | Cox 回归模型 | 0.8889(0.8439,0.9340) | 1.0325 | 0.8887(0.8439,0.9336) | 1.0383 | 0.8430(0.7895,0.8965) | 1.0370 |
| | 单因素加权法 | 0.8612(0.8089,0.9137) | 0.5356 | 0.8532(0.7995,0.9069) | 0.6709 | 0.8430(0.7904,0.8957) | 0.7139 |
| | 随机生存森林 | 0.8194(0.7511,0.8877) | 0.8490 | 0.8048(0.7349,0.8747) | 0.8662 | 0.8317(0.7736,0.8897) | 1.0428 |
| $F_B(t)$ | Weibull 回归模型 | 0.8860(0.8565,0.9155) | 1.0173 | 0.8827(0.8528,0.9127) | 1.0199 | 0.8346(0.7984,0.8707) | 1.0159 |
| | Cox 回归模型 | 0.8860(0.8565,0.9155) | 1.0184 | 0.8827(0.8528,0.9127) | 1.0211 | 0.8346(0.7984,0.8707) | 1.0175 |
| | 单因素加权法 | 0.8555(0.8198,0.8912) | 0.5958 | 0.8453(0.8084,0.8822) | 0.7173 | 0.8367(0.8008,0.8726) | 0.7301 |
| | 随机生存森林 | 0.8445(0.8055,0.8834) | 0.8509 | 0.8329(0.7926,0.8733) | 0.8665 | 0.8278(0.7899,0.8657) | 1.0215 |
| $F_C(t)$ | Weibull 回归模型 | 0.8891(0.8662,0.9121) | 1.0078 | 0.8844(0.8610,0.9078) | 1.0089 | 0.8346(0.8063,0.8630) | 1.0048 |
| | Cox 回归模型 | 0.8892(0.8663,0.9211) | 1.0083 | 0.8844(0.8610,0.9078) | 1.0097 | 0.8347(0.8603,0.8630) | 1.0068 |
| | 单因素加权法 | 0.8547(0.8270,0.8824) | 0.6918 | 0.8416(0.8127,0.8706) | 0.8059 | 0.8356(0.8072,0.8638) | 0.7912 |
| | 随机生存森林 | 0.8592(0.8311,0.8873) | 0.8666 | 0.8480(0.8187,0.8773) | 0.8781 | 0.8310(0.8021,0.8598) | 1.0097 |

续表

| F(t)曲线分布模式 | 模型 | 预测因子集 1 | | 预测因子集 2 | | 预测因子集 3 | |
|---|---|---|---|---|---|---|---|
| | | AUC | O/E | AUC | O/E | AUC | O/E |
| $F_D(t)$ | Weibull 回归模型 | 0.9828(0.9765,0.9891) | 0.9990 | 0.9753(0.9683,0.9824) | 1.0022 | 0.9135(0.8995,0.9276) | 1.0057 |
| | Cox 回归模型 | 0.9828(0.9765,0.9891) | 0.9960 | 0.9753(0.9683,0.9824) | 1.0015 | 0.9136(0.8995,0.9276) | 1.0064 |
| | 单因素加权法 | 0.9380(0.9259,0.9501) | 1.3344 | 0.9179(0.9037,0.9321) | 1.4767 | 0.9124(0.8983,0.9265) | 1.2378 |
| | 随机生存森林 | 0.9710(0.9625,0.9795) | 0.8961 | 0.9614(0.9516,0.9712) | 0.9076 | 0.9116(0.8973,0.9259) | 1.0042 |
| $F_E(t)$ | Weibull 回归模型 | 0.9723(0.9640,0.9806) | 0.9997 | 0.9641(0.9544,0.9738) | 0.9981 | 0.8633(0.8416,0.8850) | 0.9913 |
| | Cox 回归模型 | 0.9725(0.9666,0.9784) | 0.9995 | 0.9641(0.9573,0.9710) | 1.0005 | 0.8639(0.8486,0.8792) | 1.0017 |
| | 单因素加权法 | 0.8853(0.8711,0.8995) | 2.4539 | 0.8616(0.8459,0.8772) | 2.3532 | 0.8651(0.8499,0.8803) | 2.0660 |
| | 随机生存森林 | 0.9609(0.9534,0.9684) | 0.9366 | 0.9510(0.9424,0.9595) | 0.9445 | 0.8610(0.8487,0.8793) | 1.0022 |

5.预测因子相关性程度对模型预测效果的影响

仿照亚队列 1 数据的分析结果,设 SBP、DBP、BMI、TC、TG、HDL、LDL、FBG 为 8 个预测因子,其效应值定义为 $B=(\beta_1,\beta_2,\cdots,\beta_8)=(0.04,0.04,0.11,0.11,0.38,0.22,-0.14,0.41,0.62)$,这 8 个变量的相关系数为:

$$\rho_1=\begin{bmatrix} 1 & 0.790306 & 0.376195 & 0.227966 & 0.259213 & -0.09507 & 0.213228 & 0.293698 \\ 0.790306 & 1 & 0.367953 & 0.2208 & 0.294377 & -0.11271 & 0.19995 & 0.252056 \\ 0.376195 & 0.367953 & 1 & 0.219746 & 0.421404 & -0.36485 & 0.274553 & 0.287804 \\ 0.227966 & 0.2208 & 0.219746 & 1 & 0.340719 & 0.203731 & 0.880933 & 0.219346 \\ 0.259213 & 0.294377 & 0.421404 & 0.340719 & 1 & -0.40518 & 0.176733 & 0.210025 \\ -0.09507 & -0.11271 & -0.36485 & 0.203731 & -0.40518 & 1 & 0.004883 & -0.08938 \\ 0.213228 & 0.19995 & 0.274553 & 0.880933 & 0.176733 & 0.004883 & 1 & 0.207716 \\ 0.293698 & 0.252056 & 0.287804 & 0.219346 & 0.210025 & -0.08938 & 0.207716 & 1 \end{bmatrix}$$

改变协方差阵,使 8 个变量的相关系数变为:

$$\rho_2=\begin{bmatrix} 1 & 0.811142 & 0.450162 & 0.332407 & 0.334856 & 0.296406 & 0.325739 & 0.332667 \\ 0.811142 & 1 & 0.523055 & 0.431109 & 0.439437 & 0.398021 & 0.424631 & 0.428559 \\ 0.450162 & 0.523055 & 1 & 0.840295 & 0.85687 & 0.81927 & 0.844262 & 0.844511 \\ 0.332407 & 0.431109 & 0.840295 & 1 & 0.984533 & 0.987641 & 0.997134 & 0.984553 \\ 0.334856 & 0.439437 & 0.85687 & 0.984533 & 1 & 0.984419 & 0.984011 & 0.985843 \\ 0.296406 & 0.398021 & 0.81927 & 0.987641 & 0.984419 & 1 & 0.99 & 0.990997 \\ 0.325739 & 0.424631 & 0.844262 & 0.997134 & 0.984011 & 0.99 & 1 & 0.987702 \\ 0.332667 & 0.428559 & 0.844511 & 0.984553 & 0.985843 & 0.990997 & 0.987702 & 1 \end{bmatrix}$$

由 $F_A(t)=\exp(0.002t)-1$,$F_B(t)=\exp(0.003t)-1$,$F_C(t)=0.01t$,$F_D(t)=\log_{1.6\times10^5}(t+1)$,$F_E(t)=\log_{121}(t+1)$ 分别产生 5 个队列,控制相应的 10 年累积发病率分别依次为 $F_A(t=10)=2\%$,$F_B(t=10)=3\%$,$F_C(t=10)=10\%$,$F_D(t=10)=20\%$,$F_E(t=10)=50\%$。表 4-2 所示为该模拟环境下,相关系数分别为 $\rho_1$ 和 $\rho_2$ 时,特定 $F(t)$ 总体建模预测相同 $F(t)$ 总体数据的预测效果(AUC 和 O/E)。

由表 4-2 中可以看出,当预测因子间的相关性增强后,并未对 Weibull 回归模型和 Cox 回归模型的预测效果(AUC 和 O/E)产生不良影响,AUC 还有所提高,说明这两种模型的预测效果具有良好的稳健性,只要能估计出参数值,则对其预测效果没有影响。但是,对 Cox 回归模型而言,在某些情

况下［如 $F_D(t)$］O/E 无法收敛。对于随机生存森林模型，其预测效果完全
不受变量相关性的影响，反而当相关性增强时，其预测效果（AUC 和 O/E）
明显提高。然而，对于单因素加权法，由于其前提条件是预测因子相互独
立，当变量相关性很强时，其预测效果将明显变差，表现为 O/E 明显偏离 1。

**表 4-2**　　　　　　　　　预测因子相关性程度对模型预测效果的影响

| $F(t)$曲线分布模式 | 模型 | $\rho_1$ | | $\rho_2$ | |
|---|---|---|---|---|---|
| | | AUC | O/E | AUC | O/E |
| $F_A(t)$ | Weibull 回归模型 | 0.8889 | 1.0293 | 0.9976 | 0.9960 |
| | Cox 回归模型 | 0.8889 | 1.0325 | 0.9976 | 1.0030 |
| | 单因素加权法 | 0.8613 | 0.5356 | 0.8823 | — |
| | 随机生存森林 | 0.8194 | 0.8490 | 0.9895 | 0.9071 |
| $F_B(t)$ | Weibull 回归模型 | 0.8860 | 1.0173 | 0.9966 | 1.0075 |
| | Cox 回归模型 | 0.8860 | 1.0184 | 0.9966 | 1.0088 |
| | 单因素加权法 | 0.8555 | 0.5958 | 0.8795 | — |
| | 随机生存森林 | 0.8445 | 0.8509 | 0.9911 | 0.9398 |
| $F_C(t)$ | Weibull 回归模型 | 0.8892 | 1.0078 | 0.9961 | 1.0004 |
| | Cox 回归模型 | 0.8892 | 1.0083 | 0.9961 | 1.0021 |
| | 单因素加权法 | 0.8547 | 0.6918 | 0.8875 | — |
| | 随机生存森林 | 0.8592 | 0.8666 | 0.9917 | 0.9453 |
| $F_D(t)$ | Weibull 回归模型 | 0.9828 | 0.9990 | 0.9993 | 1.0035 |
| | Cox 回归模型 | 0.9828 | 0.9960 | 0.9944 | — |
| | 单因素加权法 | 0.9380 | 1.3344 | 0.9170 | — |
| | 随机生存森林 | 0.9710 | 0.8961 | 0.9977 | 0.9612 |
| $F_E(t)$ | Weibull 回归模型 | 0.9725 | 1.0007 | 0.9985 | 1.0010 |
| | Cox 回归模型 | 0.9725 | 0.9995 | 0.9985 | 0.9995 |
| | 单因素加权法 | 0.8853 | 2.4539 | 0.9899 | 1.2075 |
| | 随机生存森林 | 0.9609 | 0.9366 | 0.9970 | 0.9774 |

（二）外部交叉预测

基于特定 $F(t)$ 总体建模外推预测不同 $F(t)$ 总体的外部交叉预测的模拟结果

表 4-3 和表 4-4 展示了根据训练集样本量为 2000、8 个预测因子的效应值仍然为 $B=(\beta_1,\beta_2,\cdots,\beta_8)=(0.04,0.04,0.11,0.11,0.38,0.22,-0.14,0.41,0.62)$，$F(t)$ 曲线分布模式分别为 $F_A(t)=\exp(0.002t)-1$，$F_B(t)=\exp(0.003t)-1$，$F_C(t)=0.01t$，$F_D(t)=\log_{1.6\times10^5}(t+1)$，$F_E(t)=\log_{121}(t+1)$，相应的 10 年累积发病为 $F_A(t=10)=2\%$，$F_B(t=10)=3\%$，$F_C(t=10)=10\%$，$F_D(t=10)=20\%$，$F_E(t=10)=50\%$ 所构建的预测模型，对具有不同 $F(t)$ 曲线分布模式总体进行外推交叉预测的模型判别准确性（AUC）和（O/E）。

表4-3　基于特定 $F(t)$ 总体建模外推预测不同 $F(t)$ 总体的外部交叉预测的判别准确性（AUC）

| 模型 | $F(t)$ 曲线 | 测试数据集 | | | | |
| --- | --- | --- | --- | --- | --- | --- |
| | | $F_A(t)$ | $F_B(t)$ | $F_C(t)$ | $F_D(t)$ | $F_E(t)$ |
| Weibull 回归模型 | $F_A(t)$ | 0.8884(0.8438,0.9331) | 0.8848(0.8550,0.9146) | 0.8861(0.863,0.9091) | 0.9718(0.9642,0.9793) | 0.9595(0.9521,0.9669) |
| | $F_B(t)$ | 0.8986(0.8570,0.9402) | 0.8874(0.8577,0.9171) | 0.8906(0.868,0.9133) | 0.9790(0.9724,0.9856) | 0.9664(0.9598,0.9731) |
| | $F_C(t)$ | 0.8967(0.8545,0.9388) | 0.8890(0.8601,0.9179) | 0.8907(0.8678,0.9135) | 0.9812(0.9749,0.9875) | 0.9698(0.9635,0.9760) |
| | $F_D(t)$ | 0.8899(0.8504,0.9294) | 0.8844(0.8564,0.9125) | 0.8868(0.8642,0.9094) | 0.9828(0.9765,0.9891) | 0.9722(0.9662,0.9782) |
| | $F_E(t)$ | 0.8641(0.8272,0.9010) | 0.8621(0.8346,0.8896) | 0.8724(0.8507,0.8910) | 0.9833(0.9771,0.9895) | 0.9725(0.9666,0.9784) |
| Cox 回归模型 | $F_A(t)$ | 0.8889(0.8439,0.9340) | 0.8819(0.8519,0.9120) | 0.8837(0.8602,0.9072) | 0.9721(0.9646,0.9796) | 0.9600(0.9527,0.9673) |
| | $F_B(t)$ | 0.8926(0.8484,0.9368) | 0.8860(0.8565,0.9155) | 0.8878(0.8647,0.9108) | 0.9781(0.9713,0.9849) | 0.9671(0.9606,0.9736) |
| | $F_C(t)$ | 0.8936(0.8496,0.9375) | 0.8871(0.8577,0.9164) | 0.8892(0.8662,0.9121) | 0.9802(0.9736,0.9867) | 0.9695(0.9633,0.9758) |
| | $F_D(t)$ | 0.8839(0.8421,0.9258) | 0.8816(0.8531,0.9102) | 0.8863(0.8638,0.9089) | 0.9828(0.9765,0.9891) | 0.9725(0.9666,0.9784) |
| | $F_E(t)$ | 0.8622(0.8235,0.9008) | 0.8634(0.8364,0.8904) | 0.8708(0.8489,0.8927) | 0.9827(0.9764,0.989) | 0.9725(0.9666,0.9784) |
| 单因素加权法 | $F_A(t)$ | 0.8613(0.8089,0.9137) | 0.8514(0.8153,0.8875) | 0.8473(0.8189,0.8757) | 0.9238(0.9103,0.9374) | 0.8679(0.8525,0.8832) |
| | $F_B(t)$ | 0.8642(0.8121,0.9162) | 0.8555(0.8198,0.8912) | 0.8520(0.8240,0.8800) | 0.9316(0.9188,0.9444) | 0.8748(0.8599,0.8897) |
| | $F_C(t)$ | 0.8668(0.8154,0.9183) | 0.8580(0.8226,0.8934) | 0.8517(0.8270,0.8824) | 0.9355(0.9231,0.9479) | 0.8799(0.8653,0.8945) |
| | $F_D(t)$ | 0.8665(0.8157,0.9174) | 0.8572(0.8221,0.8923) | 0.8541(0.8267,0.8816) | 0.9380(0.9259,0.9501) | 0.8838(0.8695,0.8981) |
| | $F_E(t)$ | 0.8653(0.8147,0.9160) | 0.8557(0.8208,0.8906) | 0.8529(0.8255,0.8802) | 0.9356(0.9233,0.9478) | 0.8853(0.8711,0.8995) |

续表

| 模型 | $F(t)$ 曲线 | 测试数据集 | | | | |
|---|---|---|---|---|---|---|
| | | $F_A(t)$ | $F_B(t)$ | $F_C(t)$ | $F_D(t)$ | $F_E(t)$ |
| 随机生存森林 | $F_A(t)$ | 0.8204(0.7530,0.8878) | 0.8000(0.7548,0.8451) | 0.7899(0.7548,0.8250) | 0.8271(0.8046,0.8496) | 0.7263(0.7080,0.7446) |
| | $F_B(t)$ | 0.8560(0.7974,0.9146) | 0.8434(0.8041,0.8828) | 0.8401(0.8094,0.8709) | 0.9093(0.8934,0.9252) | 0.8203(0.8028,0.8378) |
| | $F_C(t)$ | 0.8708(0.8179,0.9237) | 0.8601(0.8240,0.8962) | 0.8592(0.8311,0.8873) | 0.9388(0.9265,0.9512) | 0.8714(0.8562,0.8865) |
| | $F_D(t)$ | 0.8814(0.8335,0.9294) | 0.8754(0.8429,0.9080) | 0.8767(0.8510,0.9025) | 0.9708(0.9623,0.9793) | 0.9186(0.9066,0.9306) |
| | $F_E(t)$ | 0.8537(0.8143,0.8931) | 0.8538(0.8260,0.8816) | 0.8602(0.8377,0.8828) | 0.9661(0.9579,0.9742) | 0.9609(0.9534,0.9683) |

**表 4-4　基于特定 $F(t)$ 总体建模外推预测不同 $F(t)$ 总体的外部交叉预测的校准（O/E）**

| 模型 | $F(t)$ 曲线 | 测试数据集 | | | | |
| --- | --- | --- | --- | --- | --- | --- |
| | | $F_A(t)$ | $F_B(t)$ | $F_C(t)$ | $F_D(t)$ | $F_E(t)$ |
| Weibull 回归模型 | $F_A(t)$ | 1.0165 | 2.5062 | 4.3865 | 9.7042 | 21.9899 |
| | $F_B(t)$ | 0.4059 | 1.0104 | 1.7937 | 3.9099 | 8.9296 |
| | $F_C(t)$ | 0.2322 | 0.5735 | 0.9951 | 2.1815 | 4.9692 |
| | $F_D(t)$ | 0.1062 | 0.2569 | 0.4587 | 0.9933 | 2.2659 |
| | $F_E(t)$ | 0.0479 | 0.1136 | 0.2002 | 0.4412 | 1.0000 |
| Cox 回归模型 | $F_A(t)$ | 1.0325 | 2.5462 | 4.5106 | 9.7929 | 22.2500 |
| | $F_B(t)$ | 0.4129 | 1.0184 | 1.8052 | 3.9201 | 8.9037 |
| | $F_C(t)$ | 0.2307 | 0.5690 | 1.0083 | 2.1894 | 4.9744 |
| | $F_D(t)$ | 0.1051 | 0.2590 | 0.4589 | 0.9960 | 2.2629 |
| | $F_E(t)$ | 0.0464 | 0.1145 | 0.2029 | 0.4404 | 0.9995 |
| 单因素加权法 | $F_A(t)$ | 0.5356 | 0.6135 | 0.7227 | 0.9595 | 1.3890 |
| | $F_B(t)$ | 0.5179 | 0.5958 | 0.7039 | 0.9324 | 1.3475 |
| | $F_C(t)$ | 0.4828 | 0.5753 | 0.6918 | 0.9337 | 1.3685 |
| | $F_D(t)$ | 0.3416 | 0.5709 | 0.8067 | 1.3344 | 2.3170 |
| | $F_E(t)$ | 0.3363 | 0.5649 | 0.8152 | 1.3725 | 2.4539 |
| 随机生存森林 | $F_A(t)$ | 0.8432 | 2.0785 | 3.7127 | 8.0515 | 18.1941 |
| | $F_B(t)$ | 0.3451 | 0.8517 | 1.5084 | 3.2778 | 7.4529 |
| | $F_C(t)$ | 0.1978 | 0.4872 | 0.8666 | 1.8740 | 4.2641 |
| | $F_D(t)$ | 0.0944 | 0.2330 | 0.4127 | 0.8963 | 2.0335 |
| | $F_E(t)$ | 0.0435 | 0.1073 | 0.1901 | 0.4126 | 0.9369 |

　　由表 4-3 和表 4-4 可以看出，当用一种 $F(t)$ 曲线分布模式数据建模，外推预测与其具有不同 $F(t)$ 曲线分布模式总体的发病风险时，对于 10 年 $F(t=\tau)$ 曲线分布模式相似的任意两个总体相互外推交叉预测时，如用 $F_A(t)$ 预测 $F_B(t)$、用 $F_A(t)$ 预测 $F_C(t)$、用 $F_B(t)$ 预测 $F_C(t)$、用 $F_D(t)$ 预测 $F_E(t)$ 等，则四种模型的判别准确性（AUC）均变化不大，无统计学意义。

但是,10 年 $F(t=\tau)$ 曲线分布模式相差较大的任意两个 $F(t)$ 总体相互预测时,AUC 出现了较大的变化。不仅如此,当用 10 年累积发病率较低的 $F(t)$ $[F_A(t),F_B(t),F_C(t)]$ 建模,预测比它们的 10 年累积发病率更高的 $F(t)$ 数据$[F_D(t),F_E(t)]$时,模型的预测准确性 AUC 反而因累积发病率抬高而变好。然而,10 年 $F(t=\tau)$ 曲线分布模式不同的两个总体相互预测时,对模型的校准能力(O/E)却影响巨大;即使用 10 年 $F(t=\tau)$ 曲线分布模式或形状相似的任意两个总体相互外推交叉预测时,如用 $F_A(t)$ 预测 $F_B(t)$、用 $F_A(t)$ 预测 $F_C(t)$,用 $F_B(t)$ 预测 $F_C(t)$,用 $F_D(t)$ 预测 $F_E(t)$ 等,则模型的校准(O/E)也会严重偏离 1。由此说明,不同 $F(t)$ 曲线分布模式或形状的两个总体相互预测时,将严重高估或低估发病风险。

校正基准风险对模型预测效果的影响如表 4-5 和表 4-6 所示,分别是利用特定 $F(t)$ 曲线分布模式数据构建模型,对具有不同 $F(t)$ 曲线分布模式的总体进行外部交叉预测前,将 Cox 比例风险回归模型中的基准生存率 $S_0(t)$ 替换为所预测数据集的 $S_0(t)$,或将 Weibull 回归模型的 $\lambda$、$\gamma$ 替换为所预测数据集的 $\lambda$、$\gamma$ 时的模型判别准确性(AUC)和校准(O/E)。

表 4-5　校正基准风险对外推交叉预测模型判别准确性(AUC)的影响

| 模型 | 曲线 $F(t)$ | 测试数据集 | | | | |
|---|---|---|---|---|---|---|
| | | $F_A(t)$ | $F_B(t)$ | $F_C(t)$ | $F_D(t)$ | $F_E(t)$ |
| Weibull 回归模型 | $F_A(t)$ | 0.8858(0.8414,0.9302) | 0.8771(0.8475,0.9067) | 0.8771(0.8539,0.9002) | 0.5097(0.5091,0.5102) | 0.9600(0.9526,0.9673) |
| | $F_B(t)$ | 0.8923(0.8482,0.9365) | 0.8857(0.8563,0.9152) | 0.8874(0.8644,0.9105) | 0.5026(0.5020,0.5031) | 0.9671(0.9606,0.9736) |
| | $F_C(t)$ | 0.8935(0.8495,0.9374) | 0.8870(0.8577,0.9164) | 0.8891(0.8662,0.9121) | 0.5023(0.5019,0.5028) | 0.9695(0.9633,0.9758) |
| | $F_D(t)$ | 0.5000(0.5000,0.5000) | 0.5000(0.5000,0.5000) | 0.5000(0.5000,0.5000) | 0.9460(0.9383,0.9536) | 0.5038(0.5019,0.5058) |
| | $F_E(t)$ | 0.5025(0.5014,0.5036) | 0.5005(0.5001,0.501) | 0.5003(0.4999,0.5007) | 0.9827(0.9764,0.9891) | 0.972(0.9660,0.9780) |
| Cox 回归模型 | $F_A(t)$ | 0.8889(0.8439,0.9340) | 0.8819(0.8519,0.9120) | 0.8837(0.8602,0.9072) | 0.9721(0.9646,0.9796) | 0.9600(0.9527,0.9673) |
| | $F_B(t)$ | 0.8926(0.8484,0.9368) | 0.8860(0.8565,0.9155) | 0.8878(0.8647,0.9108) | 0.9781(0.9713,0.9849) | 0.9671(0.9606,0.9736) |
| | $F_C(t)$ | 0.8936(0.8496,0.9375) | 0.8871(0.8577,0.9164) | 0.8892(0.8662,0.9121) | 0.9802(0.9736,0.9867) | 0.9695(0.9633,0.9758) |
| | $F_D(t)$ | 0.8815(0.8400,0.9230) | 0.8735(0.8457,0.9014) | 0.8751(0.8530,0.8972) | 0.9828(0.9765,0.9891) | 0.9725(0.9666,0.9784) |
| | $F_E(t)$ | 0.8940(0.8504,0.9375) | 0.8876(0.8586,0.9166) | 0.8897(0.8670,0.9124) | 0.9828(0.9765,0.9891) | 0.9725(0.9666,0.9784) |

**表 4-6　　校正基准风险对外推交叉预测模型校准（O/E）的影响**

| 模型 | $F(t)$ 曲线 | 测试数据集 | | | | |
|---|---|---|---|---|---|---|
| | | $F_A(t)$ | $F_B(t)$ | $F_C(t)$ | $F_D(t)$ | $F_E(t)$ |
| Weibull 回归模型 | $F_A(t)$ | 15.3432 | 4.6587 | 4.4694 | — | — |
| | $F_B(t)$ | 18.0910 | 5.8184 | 5.9934 | — | — |
| | $F_C(t)$ | 9.5037 | 2.9051 | 2.0943 | — | — |
| | $F_D(t)$ | 0.0240 | 0.0592 | 0.1049 | 3.4276 | 0.5168 |
| | $F_E(t)$ | 0.0240 | 0.0592 | 0.1049 | — | 1.0463 |
| Cox 回归模型 | $F_A(t)$ | 1.0360 | 0.9496 | 0.9953 | 14.1601 | 0.9821 |
| | $F_B(t)$ | 1.1046 | 0.9963 | 1.0330 | 15.0521 | 0.9820 |
| | $F_C(t)$ | 1.0262 | 0.9440 | 0.9917 | 13.9453 | 0.9822 |
| | $F_D(t)$ | 0.0969 | 0.1947 | 0.3081 | 0.9886 | 1.0081 |
| | $F_E(t)$ | 0.1707 | 0.2836 | 0.4074 | 1.8734 | 0.9973 |

由表 4-5 和表 4-6 可以看出：

（1）对于 Cox 回归模型，校正基准风险后，模型的判别准确性（AUC）变化不大；然而，这种校正策略对于 10 年 $F(t=\tau)$ 曲线分布模式或形状相似的任意两个总体相互外推交叉预测时，如用 $F_A(t)$ 预测 $F_B(t)$、用 $F_A(t)$ 预测 $F_C(t)$、用 $F_B(t)$ 预测 $F_C(t)$、用 $F_D(t)$ 预测 $F_E(t)$ 等，其校准（O/E）却得到了很好的校正，即 O/E 均接近 1；而对于 10 年 $F(t=\tau)$ 曲线分布模式或形状相差大的任意两个总体相互外推交叉预测时，如用 $F_A(t)$ 预测 $F_D(t)$、$F_A(t)$ 预测 $F_E(t)$ 等，其校准（O/E）却仍然得不到校正。

（2）对于 Weibull 回归模型，校正 $\lambda$、$\gamma$ 后，校正后模型的判别准确性（AUC）不但未得到校正，反而变差；同时校准（O/E）也变差。

## 二、预测因子间有明确因果路径情形下的模拟试验

根据图 4-3 所示的模拟因果图及其路径系数，设计如下几种预测因子集：

（1）预测因子集 1 为 $X_1 = (\text{SBP}, \text{FBG}, \text{TC}, \text{HDL}, \text{BMI}, \text{PA}, \text{FD})$。

（2）预测因子集 2 为 $X_2 = (\text{SBP}, \text{FBG}, \text{TC}, \text{HDL})$。

(3)预测因子集 3 为 $X_3 = (\text{BMI})$。

(4)预测因子集 4 为 $X_4 = (\text{PA}, \text{FD})$。

由 $F_A(t) = \exp(0.002t) - 1$, $F_B(t) = \exp(0.003t) - 1$, $F_C(t) = 0.01t$, $F_D(t) = \log_{1.6 \times 10^5}(t+1)$, $F_E(t) = \log_{121}(t+1)$, 产生样本量分别为 2000, 随访 10 年, 相应的 10 年累积发病率分别依次为 $F_A(t=10) = 2\%$, $F_B(t=10) = 3\%$, $F_C(t=10) = 10\%$, $F_D(t=10) = 20\%$, $F_E(t=10) = 50\%$ 的 5 个队列。表 4-7 所示为该模拟环境下, 特定 $F(t)$ 总体建模预测相同 $F(t)$ 总体数据时, 不同预测因子集所构建模型的预测效果(AUC 和 O/E)。

由表 4-7 中可以看出:

(1)将因果路上的全部预测因子纳入模型时, 在各种 $F(t)$ 曲线分布模式下, Weibull 回归模型和 Cox 回归模型的预测效果均表现最好, 其次是单因素加权法和随机生存森林; 随着累积发病率 $F(t=10)$ 的增高, 预测效果明显变好。

(2)只将因果路上结局 $Y$ 的父节点(SBP、FBG、TC、HDL)作为预测因子纳入模型时, 各种 $F(t)$ 曲线分布模式下, 各种模型的预测效果均与上述因果路上全部预测因子放入模型的情形的预测效果相似, 并未因预测因子纳入变少而使预测效果变差。

(3)只将因果路上结局 $Y$ 的祖父节点(BMI)作为预测因子纳入模型时, 在各种 $F(t)$ 曲线分布模式下, 各种模型的预测效果均较上述两种情形变差。

(4)只将因果路上结局 $Y$ 的根节点(FD 和 PA)作为预测因子纳入模型时, 各种 $F(t)$ 曲线分布模式下, 各种模型的预测效果均较上述三种情形变差。

(5)上述模拟结果表明, 对于具有明确因果关系的情形, 不分预测因子在因果路上的作用, 将心脑血管疾病的初始危险因素(FD 和 PA)和中间危险因素(BMI、SBP、FBG、TC、HDL)一并纳入模型的做法, 与只纳入因果路上结局 $Y$ 的父节点(SBP、FBG、TC、HDL)相比, 并没有产生明显的预测效果优势, 反而增加了成本和数据资料收集的难度。

表4-7　因果图模型指导下预测指标及其组合模式对模型预测效果的影响

| $F(t)$曲线分布模式 | 模型 | 预测因子集1 | | 预测因子集2 | | 预测因子集3 | | 预测因子集4 | |
|---|---|---|---|---|---|---|---|---|---|
| | | AUC | O/E | AUC | O/E | AUC | O/E | AUC | O/E |
| $F_A(t)$ | Weibull回归模型 | 0.8101(0.7533,0.8668) | 0.9904 | 0.8146(0.7587,0.8705) | 0.9896 | 0.7576(0.6946,0.8207) | 0.9904 | 0.5894(0.5312,0.6475) | 0.9871 |
| | Cox回归模型 | 0.8101(0.7533,0.8668) | 0.9913 | 0.8146(0.7587,0.8705) | 0.9905 | 0.7576(0.6946,0.8207) | 0.9910 | 0.5894(0.5312,0.6475) | 0.9874 |
| | 单因素加权法 | 0.7754(0.7100,0.8407) | 0.7530 | 0.7739(0.7076,0.8401) | 0.8331 | 0.6807(0.6251,0.7362) | 0.9993 | 0.5894(0.5312,0.6475) | 0.9991 |
| | 随机生存森林 | 0.7272(0.6547,0.7998) | 0.8611 | 0.7285(0.6564,0.8007) | 0.8781 | 0.5767(0.5162,0.6372) | 1.0011 | 0.5883(0.5301,0.6464) | 0.9860 |
| $F_B(t)$ | Weibull回归模型 | 0.8168(0.7775,0.8560) | 0.9959 | 0.8184(0.7794,0.8574) | 0.9958 | 0.7579(0.7136,0.8022) | 0.9974 | 0.5925(0.5516,0.6335) | 0.9957 |
| | Cox回归模型 | 0.8168(0.7775,0.8560) | 0.9969 | 0.8184(0.7794,0.8574) | 0.9967 | 0.7579(0.7136,0.8022) | 0.9982 | 0.5925(0.5516,0.6335) | 0.9962 |
| | 单因素加权法 | 0.7816(0.7364,0.8267) | 0.7431 | 0.7746(0.7284,0.8208) | 0.8273 | 0.6835(0.6438,0.7232) | 0.9991 | 0.5923(0.5514,0.6333) | 0.9990 |
| | 随机生存森林 | 0.7562(0.7083,0.8041) | 0.8653 | 0.7552(0.7068,0.8036) | 0.8854 | 0.6146(0.5661,0.6631) | 1.0026 | 0.5915(0.5504,0.6326) | 0.9942 |
| $F_C(t)$ | Weibull回归模型 | 0.8211(0.7801,0.8621) | 1.0058 | 0.8243(0.7837,0.8648) | 1.0065 | 0.7623(0.7161,0.8085) | 1.0009 | 0.5915(0.5474,0.6356) | 1.0078 |
| | Cox回归模型 | 0.8236(0.7947,0.8525) | 0.9966 | 0.8245(0.7957,0.8532) | 0.9963 | 0.7604(0.7274,0.7934) | 0.9976 | 0.5933(0.5624,0.6243) | 0.9964 |
| | 单因素加权法 | 0.7876(0.7543,0.8208) | 0.7576 | 0.7774(0.7431,0.8117) | 0.8433 | 0.6880(0.6579,0.7182) | 0.9996 | 0.5936(0.5626,0.6246) | 0.9996 |
| | 随机生存森林 | 0.7809(0.7474,0.8144) | 0.8821 | 0.7772(0.7432,0.8111) | 0.8969 | 0.6484(0.6112,0.6857) | 0.9998 | 0.5937(0.5627,0.6248) | 0.9965 |
| $F_D(t)$ | Weibull回归模型 | 0.9682(0.9587,0.9777) | 0.9908 | 0.9683(0.9587,0.9778) | 0.9907 | 0.8695(0.8512,0.8877) | 1.0022 | 0.6333(0.6103,0.6563) | 0.9973 |
| | Cox回归模型 | 0.9682(0.9587,0.9777) | 0.9843 | 0.9683(0.9587,0.9778) | 0.9842 | 0.8695(0.8512,0.8877) | 1.0053 | 0.6333(0.6103,0.6563) | 1.0011 |
| | 单因素加权法 | 0.925(0.9108,0.9402) | 1.1867 | 0.9161(0.9001,0.9321) | 1.4973 | 0.7764(0.7567,0.7960) | 0.9996 | 0.6335(0.6105,0.6565) | 0.9997 |
| | 随机生存森林 | 0.9552(0.9429,0.9675) | 0.9146 | 0.9552(0.9427,0.9678) | 0.9267 | 0.7984(0.7746,0.8221) | 0.9945 | 0.6331(0.6100,0.6561) | 1.0024 |

续表

| F(t)曲线模式<br>分布模式 | 模型 | 预测因子集 1 | | 预测因子集 2 | | 预测因子集 3 | | 预测因子集 4 | |
| --- | --- | --- | --- | --- | --- | --- | --- | --- | --- |
| | | AUC | O/E | AUC | O/E | AUC | O/E | AUC | O/E |
| $F_E(t)$ | Weibull回归模型 | 0.9515(0.9430,0.9599) | 1.0006 | 0.9516(0.9431,0.9600) | 1.0007 | 0.8456(0.8290,0.8622) | 0.9917 | 0.6323(0.6108,0.6538) | 0.9846 |
| | Cox回归模型 | 0.9515(0.9430,0.9599) | 0.9963 | 0.9516(0.9431,0.9600) | 0.9965 | 0.8456(0.8290,0.8622) | 0.9986 | 0.6323(0.6108,0.6538) | 0.9967 |
| | 单因素加权法 | 0.8702(0.8547,0.8857) | 2.0519 | 0.8341(0.8172,0.8510) | 2.5381 | 0.7578(0.7393,0.7763) | 1.0361 | 0.6321(0.6106,0.6536) | 0.9997 |
| | 随机生存森林 | 0.9399(0.9300,0.9497) | 0.9526 | 0.9400(0.9301,0.9499) | 0.9602 | 0.7816(0.7619,0.8013) | 0.9962 | 0.6319(0.6104,0.6534) | 0.9988 |

# 第四节　对统计模拟结果的讨论

## 一、真实世界中心脑血管疾病累积发病概率函数 $F(t)$ 曲线分布谱及其意义

真实世界中,心脑血管疾病累积发病概率函数 $F(t)$ 曲线分布谱表明了不同特征人群(不同心脑血管疾病、不同病型、不同群体、不同生物标志分组、不同干预措施等)的心脑血管疾病的发病或死亡模式。本研究通过文献系统综述和实际队列数据分析,发现在真实世界的临床诊疗和健康管理中,不同心脑血管疾病、不同病型、不同群体、不同生物标志分组、不同干预措施的心脑血管疾病的累积发病概率函数 $F(t)$ 曲线具有明显的异质性,如图 4-1 所示。然而,尽管目前已经提出了非常规范的构建心脑血管疾病预测模型的技术指南(包括研究设计、数据查验、预测因子编码、模型确定、模型估计、模型表现、模型验证、模型呈现等),但是,对于心脑血管疾病累积发病概率函数 $F(t)$ 曲线的分布模式及其形状对预测模型构建和模型泛化外推的影响尚未得到足够的重视。只是在外推预测时,有些预测模型提出了采用校正外推预测群体的基准风险的方法,试图改善模型外推预测效果。有鉴于此,本研究提出了累积发病概率函数 $F(t)$ 曲线的分布模式及其形状可能对预测模型构建、模型泛化外推能力具有很大影响的假设。据此假设,在前述获得的累积发病概率函数 $F(t)$ 曲线分布谱的指导下,本研究概括出了五条代表性的 $F(t)$ 曲线(见图 4-2),以此作为研究心脑血管疾病预测模型构建、外推泛化能力评估和实际转化应用的重要依据。

## 二、特定 $F(t)$ 总体建模预测相同 $F(t)$ 总体的预测模型比较

基于上述抽象出的代表性 $F(t)$ 曲线分布模式,本研究选择了参数模型(以 Weibull 回归模型为代表)、半参数模型(以 Cox 比例风险模型为代表)、非参数模型(以单因素加权法为代表)和机器学习模型(以随机生存森林模型为代表)作为研究对象,在存在竞争风险和不存在竞争风险这两种情形下,从两种建模知识背景(预测因子间无明确因果路径和有明确因果路径)

出发,设计了一系列统计模拟试验,系统地考察了基于上述四种代表性预测模型的建模方法,利用特定 $F(t)$ 总体建模预测相同 $F(t)$ 总体的预测模型的行为表现及其预测效果。

样本量一直被认为是影响模型预测效果的重要因素。已有研究提出了"每个变量的事件数"(events per variable,EPV)这个测算样本量的指标,认为单个预测因子对应的疾病阳性例数大于 10 例时,建立的预测模型比较稳定。但该指标只是基于经验提出的,在理论上对样本量的估算有一定指导意义。在实际工作中,则普遍认为样本量越大越好,很多研究的样本量已经以"万"为单位。然而,本研究的统计模拟结果显示,当样本量达到 1000 以后,样本量再增大,各种模型的预测效果(AUC 和 O/E)已趋于稳定,从而提示预测模型对样本量其实并不敏感,一味追求增大样本量并不会使预测效果有明显的提高。另外,当样本量相同时,Weibull 回归模型和 Cox 比例风险回归模型的预测效果最佳,随机生存森林次之,单因素加权法表现最差,尤其是 O/E 严重偏离 1。更重要的是,当样本量和预测方法相同时,$F(t)$ 曲线分布模式不同,模型预测效果差异较大,提示 $F(t)$ 曲线分布模式对模型预测效果的影响可能比样本量更重要。

笔者认为,累积发病概率函数 $F(t)$ 曲线及其分布模式可能会对预测模型的预测效果产生重大影响。事实上,已有少数文献报道,累积发病率的大小对预测模型的效果有影响,累积发病率过高或过低都会影响模型的检验效能,使得模型的预测效果不稳定。然而,仅仅关注累积发病率这一粗略的指标,尚无法刻画累积发病概率函数 $F(t)$ 曲线的分布模式(如增长速度、曲线形状等)对疾病预测模型预测效果的影响;而由本研究对相关文献的系统综述表明,不同心脑血管疾病、不同病型、不同群体、不同生物标志分组、不同干预措施的心脑血管疾病的累积发病概率函数 $F(t)$ 曲线具有明显的多样性和异质性,说明 $F(t)$ 曲线分布模式的复杂性是客观存在的,因此只关注累积发病率的影响具有片面性。为此,本章系统研究了能够代表心脑血管累积发病概率 $F(t)$ 曲线分布谱的五条代表性 $F(t)$ 曲线的分布模式(它们的增长速度和累积发病率依次增大)对四种预测模型的预测效果的影响,结果表明,在同一 $F(t)$ 曲线分布模式下,四种模型的预测效果不同,其中 Weibull 回归模型和 Cox 回归模型的预测效果最佳,随机生存森林次之,单因素加权法表现最差。随着 $F(t)$ 曲线分布模式的不同,各种模型的预测效果也受到影响。

竞争风险在心脑血管疾病风险预测中是广泛存在的,理论上,忽略竞争风险的存在容易导致对绝对风险的高估。尤其是对于老年群体或预测心脑血管终身风险时,忽略竞争风险的建模策略对绝对风险的高估不容忽视。为此,以 Framingham 心血管病模型和欧洲 Score 模型为代表的心脑血管疾病预测模型均采用了部分分布竞争风险模型和原因别竞争风险模型,构建了疾病风险预测模型。然而,竞争风险是如何影响预测模型效果的尚不清楚。为此,本研究针对六种模型(Weibull 回归模型、Cox 回归模型、随机生存森林模型、单因素加权法、原因别竞争风险模型、部分分布竞争风险模型),设置了不同的竞争风险水平,意在系统观察竞争风险对各种模型预测效果的影响,结果表明:

(1)在各种 $F(t)$ 曲线分布模式下,随着竞争风险比例的增加,四种模型的判别准确性(AUC)均逐渐降低,校准(O/E)越来越偏离 1;$F(t)$ 曲线分布模式对各种模型的 AUC 和 O/E 具有很大影响,当 $F(t)$ 的增长速度较低时,随着竞争风险比例的增加,AUC 和 O/E 变化不大;但当增长速度很快时,随着竞争风险比例的增加,各种模型的 AUC 均迅速变小且 O/E 严重偏离 1。在相同竞争风险比例下,Weibull 回归模型和 Cox 回归模型仍然表现最佳,单因素加权法仍然表现最差,随机生存森林的表现有所波动。

(2)在各种 $F(t)$ 曲线分布模式下,原因别竞争风险模型和部分分布竞争风险模型对模型的判别准确性(AUC)校正作用不大,与不考虑竞争风险模型的 Cox 回归模型和 Weibull 回归模型的判别准确性(AUC)类似。但是,竞争风险模型对预测模型的校准能力(O/E)具有明显的校正作用,经原因别竞争风险模型和部分分布竞争风险模型校正后的 O/E 均接近 1。

变量间相关性被认为对预测模型有较大影响,当预测因子间相关性很强时,变量间可能存在多重共线性,从而影响建模的效果。对于回归预测模型(Weibull 回归模型和 Cox 回归模型),有研究提示,当变量间的相关系数 $r$ 超过 0.8 或者方差膨胀因子 VIF 超过 10 时,由于自变量间的共线性,可能会使偏回归系数的估计不稳定。但在实际预测模型的建立中,却发现即使预测因子间的相关系数很大(如年龄,$r>0.9$),只要参数估计收敛,则并不影响模型的预测效果,即模型的 AUC 和 O/E 受影响并不大。本章的研究结果也证实了这一点,即当预测因子间相关性增强后,并未对 Weibull 回归模型和 Cox 回归模型的预测效果(AUC 和 O/E)产生不良影响,说明这两种模型的预测效果具有良好的稳健性,只要能估计出参数值,则对其预测效果没有影响。但是,有时 Cox 预测模型的 O/E 无法收敛。理论上,随机生存森林模型能够有效应对和利用变量间的共线性,从而使预测效果改善。本章的模拟结果也显示,随机生存森林模型的预测效果完全不受变量相关性影响,反而当相关性增强时,其预测效果(AUC 和 O/E)明显提高。然而,对于单因素加权法,由于其前提条件是预测因子相互独立,因此当预测因子间相关性很强时,将因预测因子间相关信息的冗余而不满足其建模假设,其预测效果理应变差。本章的模拟结果证明了这一结论,突出表现为其 O/E 明显偏离 1。

在建立心脑血管疾病预测模型时,选择什么变量作为预测因子?在自变量的效应具有统计学意义的前提下,纳入多少预测因子合适?这些问题均涉及模型预测效果(收益)和建模成本等一系列问题。目前,在建立预测模型时,多是采用变量筛选(如后退法、基于惩罚的 LASSO 法等)确定纳入预测模型的预测因子,较少考虑在建模收益和成本之间如何找到最佳平衡点等问题。为了回答上述问题,本章针对预测因子选择的问题进行了系统模拟研究,得出了以下结论:

(1)当不明确预测因子间的因果路径时,不同预测因子所构建的模型的预测效果不受 $F(t)$ 曲线分布模式的影响;在特定 $F(t)$ 曲线分布模式下,虽然当将所有预测因子纳入模型(预测因子集 1)时,各种方法(Weibull 回归模型、Cox 回归模型、单因素加权法、随机生存森林)的判别准确性(AUC)和校准(O/E)均最优;但根据专业知识减少部分预测因子后(预测因子集 2),AUC 和 O/E 的变化并不大,说明在建立预测模型时,选取部分预测因子替代全部预测因子的建模策略在成本和收益上是可行的;在特定 $F(t)$ 曲线分布模式下,将数值变量的预测指标按照疾病诊断标准划分为分类变量的预测指标(预测因子集 3),所构建的预测模型会损失部分预测效果,但在临床上更容易解释;同一 $F(t)$ 曲线分布模式下,仍然是单因素加权法预测效果最差,虽然其 AUC 有所改善,但 O/E 仍很差。

（2）当预测因子间的因果路径明确时,在各种 $F(t)$ 曲线分布模式下,Weibull 回归模型和 Cox 回归模型的预测效果均表现最好,其次是单因素加权法和随机生存森林;只将因果路上结局 $Y$ 的父节点（SBP、FBG、TC、HDL）作为预测因子纳入模型时,在各种 $F(t)$ 曲线分布模式下,各种模型的预测效果均与上述因果路上全部预测因子放入模型的情形的预测效果相似,并未因预测因子纳入变少而使预测效果变差;只将因果路上结局 $Y$ 的祖父节点（BMI）作为预测因子纳入模型时,各种 $F(t)$ 曲线分布模式下,各种模型的预测效果均较上述两种情形变差;只将因果路上结局 $Y$ 的根节点（FD 和 PA）作为预测因子纳入模型时,各种 $F(t)$ 曲线分布模式下,各种模型的预测效果均较上述三种情形变差。这些模拟表明,对于具有明确因果关系的情形,不分预测因子在因果路上的角色,将心脑血管疾病的初始危险因素（FD 和 PA）、中间危险因素（BMI、SBP、FBG、TC、HDL）一并纳入模型的做法,与只纳入因果路上结局 $Y$ 的父节点（SBP、FBG、TC、HDL）相比,并没有产生明显的预测效果优势,反而增加了成本和数据资料收集的难度。

### 三、特定 $F(t)$ 总体建模外推预测不同 $F(t)$ 总体的行为表现及泛化能力

目前,在心脑血管疾病预测模型的外推泛化和实际应用上,广泛存在着严重的随意性,常常是将基于某一特定群体而构建的预测模型随意外推到外部总体,而较少考虑不同心脑血管疾病、不同病型、不同群体、不同生物标志分组、不同干预措施的心脑血管疾病的累积发病概率函数 $F(t)$ 曲线的分布模式对预测结果的影响。例如,基于 Framingham 心血管病队列构建的心血管病 10 年风险预测模型（FHS 模型）就被无限制地随意应用到世界各地形形色色的人群中,不仅外推应用到美国本土的其他白人群体中,也被外推应用到非洲裔、亚裔等少数族裔中;FHS 模型还被随意外推到美国本土以外的欧洲、亚洲、大洋洲、南美洲、非洲等世界各地的人群中;这种基于社区一般人群而构建的模型也被不加修正地任意外推应用于健康体检人群,以及高血压、糖尿病等心脑血管疾病高危人群,慢性肾病患者,艾滋病患者等;更严重的是,FHS 模型还被不加考虑地任意当作替代终点,用于评价干预试验的效果,如用 FHS 模型作为替代终点评价他汀类药物预防心脑血管疾病的

效果,评价地中海饮食干预对心脑血管疾病的效果等。尽管有研究就上述 FHS 模型的外推预测泛化应用问题进行了一些研究,也发现了当 FHS 模型被用在与 Framingham 人群类似的美国群体时效果尚好,而当其外推到与原队列人群差别大的国家或地区时,会出现种种预测效果变差的现象;但是,由于缺乏系统的理论和模拟研究,此问题的严重性以及由于任意外推预测而造成的危害性仍然未得到重视。为此,本章针对特定 $F(t)$ 总体建模外推预测不同 $F(t)$ 总体的行为表现及泛化能力,进行了系统的模拟研究,结论为:当用特定 $F(t)$ 曲线分布模式数据建模,外推预测与其具有不同 $F(t)$ 总体的发病风险时,对于 $F(t=\tau)$ 曲线分布模式或形状相似的任意两个总体相互外推交叉预测时,各种预测模型的判别准确性(AUC)均变化不大,但模型的校准能力(O/E)却明显变差;当外推的 $F(t=\tau)$ 曲线分布模式或形状相差较大时,不仅各种模型的判别准确性(AUC)明显变差,而且模型的校准(O/E)也会严重偏离 1。由此说明,不同 $F(t)$ 曲线分布模式或形状的两个总体相互预测时,将严重高估和低估发病风险。因此,在报道所构建的心脑血管疾病预测模型时,只列出 AUC 而不列出 O/E 的做法是不妥的。

以下案例也在一定程度上支持了本章的上述结论:将 FHS 模型应用到 HIV 感染者群体,以预测患者的心脑血管疾病发病风险时,在美国白人 HIV 感染者群体中预测心脑血管疾病风险表现尚可(C 统计量为 0.66,E/O 为 1.01),在欧洲的 HIV 感染者群体中,则会高估 HIV 患者的 CVD 风险而引起不必要的过度医疗;在非洲的 HIV 感染者群体中应用时,甚至存在严重的错误分类现象(cIMT 判定为高风险的模型预测结果为低风险,cIMT 判定为低风险的模型预测结果为高风险)。在澳大利亚土著人群中推广应用时,FHS 模型的判别准确率明显变差(C 统计量为 0.67)且校准非常差,为此,还专门开发了针对澳大利亚土著人群的心脑血管疾病预测模型。在慢性肾病患者中应用 FHS 预测模型时,却发现严重低估了患者的 CVD 风险,即使对基准生存率 $S_0(t)$ 进行校正预测效果也未得到校正。

鉴于上述研究结论和实际案例,在心脑血管疾病预测模型的外推泛化预测中,必须予以足够的重视。目前,有研究提出将预测模型的基准生存率 $S_0(t)$ 替换为外推预测群体的基准生存率 $S_0(t)$,以试图达到校正模型预测效果的目的。然而,鉴于影响模型泛化外推预测效果的是累积发病概率函

数 $F(t)$ 曲线的分布模式,而绝非仅是基准风险值,因此上述校正方法未必能够起到较好的校正作用。事实上,笔者通过模拟发现,对于 Cox 回归模型,校正基准生存率后,校正后模型的判别准确性(AUC)变化并不大;但当 $F(t=\tau)$ 曲线分布模式或形状相似的任意两个总体相互外推交叉预测时,其校准(O/E)得到了较好的校正(O/E 接近 1);而当 $F(t=\tau)$ 曲线分布模式或形状相差大的任意两个总体相互外推交叉预测时,其校准(O/E)却难以得到校正。同样,对于 Weibull 回归模型,校正 $\lambda$ 和 $\gamma$ 后,校正后模型的判别准确性(AUC)不但未得到校正,反而变差,校准(O/E)也变差。因此,在应用模型外推泛化预测时,一定要慎重;有条件时,最好是基于外部总体重新建立预测模型。

# 第五章 慢性病风险评估实际案例

## 第一节 城市健康管理人群心脑血管疾病预测模型构建

"山东多中心健康管理纵向观察大数据队列"是笔者所在课题组基于山东省内多家大型健康体检中心的健康体检数据库构建的健康管理纵向观察大数据队列。本研究对其中具备身份证信息的76368人（男性43818人，女性32550人），以其个人身份证为唯一索引，连接融合了健康体检、居民健康档案及基本公共卫生、临床诊疗、医保、健康/疾病监测、全死因监测共六大领域的健康医疗大数据，形成了健康管理随访队列，该队列平均随访时间为5年，最长随访时间达12年。由该队列产生了如下8个亚队列，用于建立相应的疾病预测模型。

（1）亚队列1：心脑血管事件随访队列。该队列用于构建心脑血管事件预测模型，随访结局为心脑血管事件，其定义为冠心病（心肌梗死、冠心病死亡、心绞痛、心肌缺血）、脑卒中（脑出血、脑梗死、TIA）和心力衰竭。队列基线纳入标准为年龄20岁以上，首次体检无上述心脑血管疾病事件。样本量为72843人，其中男性41610人，女性31233人。

（2）亚队列2：冠心病随访队列。该队列用于构建冠心病风险预测模型，随访结局为冠心病的发生。队列基线纳入标准为年龄20岁以上，首次体检无冠心病记录。样本量为73386人，其中男性41968人，女性31418人。

（3）亚队列3：脑卒中随访队列。该队列用于构建脑卒中风险预测模型，随访结局为脑卒中的发生。队列基线纳入标准为年龄 20 岁以上，首次体检无脑卒中记录。样本量为 74326 人，其中男性 42438 人，女性 31888 人。

（4）亚队列 4：心房颤动随访队列。该队列用于构建心房颤动风险预测模型，随访结局为心电图检测发现心房颤动或心房扑动。队列基线纳入标准为年龄 45 岁以上，有心电图检查结果，首次体检无心房颤动或心房扑动，具有至少两次心电图纵向观察结果。样本量为 33186 人，其中男性 22223 人，女性 10963 人。

（5）亚队列 5：代谢综合征随访队列。该队列用于构建代谢综合征风险预测模型，随访结局为代谢综合征的发生。队列基线纳入标准为年龄 20～80 岁，首次体检无代谢综合征且代谢综合征诊断相关指标无缺失，有两次以上体检记录。样本量为 15872 人，其中男性 10040 人，女性 5832 人。

（6）亚队列 6：糖尿病随访队列。该队列用于构建糖尿病风险预测模型，随访结局为糖尿病的发生。队列基线纳入标准为年龄 20～75 岁，首次体检无糖尿病，有两次以上体检记录。样本量为 33445 人，其中男性 18963 人，女性 14482 人。

（7）亚队列 7：高血压随访队列。该队列用于构建高血压风险预测模型，随访结局为高血压的发生。队列基线纳入标准为 20 岁以上，首次体检无高血压，无高血压疾病史，无心脑血管疾病史，血肌酐指标正常，有两次以上体检记录。样本量为 22177 人，其中男性 12044 人，女性 10133 人。

（8）亚队列 8：血脂异常随访队列。该队列用于构建高脂血症风险预测模型，随访结局为高脂血症的发生，其诊断标准为总胆固醇（TC）不低于 6.2 mmol/L 和（或）三酰甘油不低于 2.3 mmol/L。队列纳入/排除标准为 20 岁以上，首次体检无高脂血症，有两次以上体检记录。样本量为 30056 人，其中男性 16326 人，女性 13730 人。

由于上述拟预测的 8 种疾病均属心脑血管疾病及其相关疾病，它们的危险因素多数相互重叠，所以各模型的预测因子均从"山东多中心健康管理纵向观察大数据队列"中的相关协变量筛选得到，涵盖了健康问卷、体质测量、内外科检查、血液生化检测、心电图检查、影响学检查（B 超、CT 等）等多项指标。

表 5-1 所示为上述 8 种疾病预测模型构建所需的预测指标及其赋值方

法。其中,体重指数(BMI)的计算公式为体重(单位为 kg)除以身高(单位为 m)的平方。血压的测量为在坐位静息 5 min 后,在右臂上测量收缩压 (SBP)和舒张压(DBP)两次,计算两次测量的平均值。血液指标的检测为在至少 8 h 过夜禁食后采集血液样本,并按照标准方法检测血常规、血生化、尿常规、尿生化、血脂等指标。高血压的定义为具有医师诊断的高血压史,或平均收缩压不低于 140 mmHg,或平均舒张压不低于 90mmHg。糖尿病的定义为具有医师诊断的糖尿病史或空腹血浆葡萄糖不低于 7.0 mmol/L (126 mg/dL)。

表 5-1 心脑血管疾病及其相关疾病预测指标及其量化赋值方法

| 变量 | 英文表示 | 单位或赋值 |
| --- | --- | --- |
| 人口学信息 | | |
| 年龄 | age | 岁 |
| 性别 | sex | 1:男性;2:女性 |
| 人体测量学指标 | | |
| 身高 | height | m |
| 体重 | weight | kg |
| 体重指数 | BMI | $kg/m^2$ |
| 收缩压 | SBP | mmHg |
| 舒张压 | DBP | mmHg |
| 疾病史 | | |
| 高血压史 | history of hypertension | 0:无;1:有 |
| 糖尿病史 | history of diabetes | 0:无;1:有 |
| 冠心病史 | history of CHD | 0:无;1:有 |
| 脑卒中史 | history of stroke | 0:无;1:有 |
| 慢性肾病 | history of CKD | 0:无;1:有 |
| 行为生活方式 | | |
| 吸烟 | smoking | 1:吸烟;0:不吸烟 |
| 饮酒 | drinking | 1:饮酒;0:不饮酒 |

续表

| 变量 | 英文表示 | 单位或赋值 |
|---|---|---|
| 血生化指标 | | |
| 空腹血糖 | FBG | mmol/L |
| 总胆固醇 | TC | mmol/L |
| 高密度脂蛋白 | HDL | mmol/L |
| 低密度脂蛋白 | LDL | mmol/L |
| 三酰甘油 | TG | mmol/L |
| 谷丙转氨酶 | ALT | mmol/L |
| 总胆红素 | TBIL | mmol/L |
| 尿酸 | UA | mmol/L |
| 肌酐 | CREA | mmol/L |
| 白蛋白 | ALB | mmol/L |
| 球蛋白 | GLO | mmol/L |
| 尿素氮 | BUN | mmol/L |
| 血常规指标 | | |
| 红细胞计数 | RBC | $\times 10^{12}$/L |
| 白细胞计数 | WBC | $\times 10^{9}$/L |
| 血红蛋白 | HB | g/L |
| 红细胞比容 | HCT | % |
| 血小板计数 | PLT | $\times 10^{9}$/L |
| 血小板压积 | PCT | % |
| 心电图指标 | | |
| Q 波/QS 波 | MC 1 | 0:无;1:有 |
| QRS 电轴偏移 | MC 2 | 0:无;1:有 |
| 左 R 波高电压 | MC 3L | 0:无;1:有 |
| 右 R 波高电压 | MC 3R | 0:无;1:有 |
| ST 连接点 J 和 ST 段压低 | MC 4 | 0:无;1:有 |
| T 波异常 | MC 5 | 0:无;1:有 |

续表

| 变量 | 英文表示 | 单位或赋值 |
|------|----------|------------|
| 房室传导阻滞 | MC 6 | 0:无;1:有 |
| 心室传导阻滞 | MC 7 | 0:无;1:有 |
| 心律失常 | MC 8 | 0:无;1:有 |
| 期前收缩 | MC 8-1 | 0:无;1:有 |
| 其他异常 | MC 9 | 0:无;1:有 |

针对上述 8 个亚队列,分别计算相应结局的发病率和发病密度,进而采用 Kaplan-Meier 估计方法,绘制相应结局的累积发病概率曲线。在各亚队列中,采用 Cox 比例风险回归模型,借助后退法,筛选与相应结局具有统计学意义的预测因子;结合其效应大小(RR 值)和专业知识,确定相应疾病的预测因子集。

基于每种结局疾病的随访队列,同时采用 Weibull 回归模型、Cox 比例风险回归模型、单因素加权法、随机生存森林模型四种方法,利用所筛选出的相同预测因子,分别建立模型。通过 ROC 曲线下面积(AUC)评价模型的判别准确率,采用 O/E 评价模型的校准能力,比较各种模型的预测效果。

## 一、队列描述

依托"山东多中心健康管理纵向观察大数据队列",本章构建了 8 个心脑血管疾病(包括心脑血管事件、脑卒中、冠心病)及其相关疾病(房颤、代谢综合征、高血压、糖尿病、高血脂)的亚队列,用于建立相应疾病的预测模型。表 5-2 为对各亚队列基本特征的描述。

表 5-2　心脑血管疾病及其相关疾病研究队列(亚队列 1～8)的基本特征

| 队列 | 预测疾病 | 队列人数 | 最长随访时间/年 | 发病例数 | 粗发病率 | 发病密度/(例/1000 人·年) | | |
|------|----------|----------|------------------|----------|----------|--------|------|------|
| | | | | | | 总体 | 男性 | 女性 |
| 亚队列 1 | 心脑血管事件 | 72826 | 12.34 | 2054 | 2.82% | 8.84 | 9.51 | 7.93 |
| 亚队列 2 | 冠心病 | 73386 | 12.47 | 1545 | 2.11% | 5.50 | 2.28 | 1.87 |

续表

| 队列 | 预测疾病 | 队列人数 | 最长随访时间/年 | 发病例数 | 粗发病率 | 发病密度/<br>（例/1000 人·年） | | |
|------|----------|---------|----------------|---------|---------|--------|--------|--------|
| | | | | | | 总体 | 男性 | 女性 |
| 亚队列 3 | 脑卒中 | 73326 | 12.34 | 1299 | 1.75% | 4.55 | 5.06 | 3.86 |
| 亚队列 4 | 心房颤动 | 33186 | 9.00 | 134 | 0.40% | 1.60 | 1.97 | 0.93 |
| 亚队列 5 | 代谢综合征 | 15848 | 8.33 | 1591 | 10.04% | 38.59 | 48.02 | 21.61 |
| 亚队列 6 | 糖尿病 | 32851 | 11.50 | 1624 | 4.94% | 13.00 | 14.79 | 10.67 |
| 亚队列 7 | 高血压 | 22177 | 11.33 | 4571 | 20.61% | 62.84 | 84.25 | 39.95 |
| 亚队列 8 | 高脂血症 | 30056 | 11.31 | 5063 | 16.85% | 47.75 | 61.98 | 31.87 |

图 5-1 中，A～H 分别是采用 K-M 法估计得到的心脑血管事件（A）、冠心病（B）、脑卒中（C）、心房颤动（D）、代谢综合征（E）、糖尿病（F）、高血压（G）、高脂血症（H）的累积发病概率曲线 $F(t)$。由图 5-1 可以看出，在健康管理人群中，各种疾病的 $F(t)$ 曲线分布模式基本相同，即随着随访时间的延长，累积发病率近似呈线性增长，但不同疾病的累积发病概率曲线的增长速度（斜率）不同。同时，经 Log-rank 检验显示，男性与女性的累积发病概率水平不同，差异具有统计学意义（$p < 0.05$）。

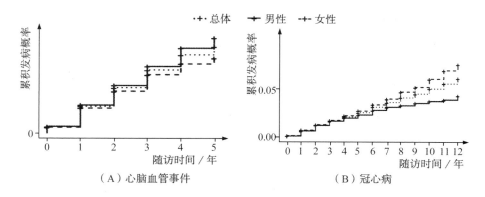

（A）心脑血管事件　　　　（B）冠心病

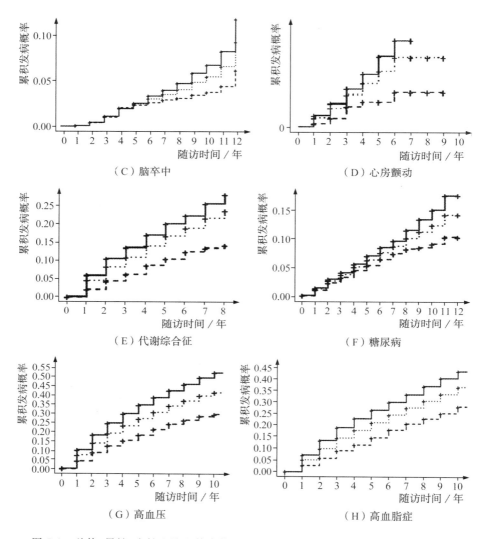

图 5-1　总体、男性、女性心脑血管事件（A）、冠心病（B）、脑卒中（C）、心房颤动（D）、
　　　　代谢综合征（E）、糖尿病（F）、高血压（G）、高脂血症（H）的累积发病概率曲线

## 二、心脑血管疾病及其相关疾病预测因子筛选和模型比较

基于上述随访队列（亚队列 1～8），应用 Cox 比例风险回归模型，筛选得
到各种疾病的预测因子及其效应值大小（结果略）。尽管所筛选出的各种疾

病的预测因子不尽相同,但多种疾病具有共同的预测因子,如年龄、性别、吸烟、高血压、糖尿病、高脂血症是心脑血管疾病及其相关疾病共同的预测因子。

表 5-3 所示是基于上述随访队列(亚队列 1～8),以统计模拟结果为指导,同时采用 Weibull 回归模型、Cox 比例风险回归模型、单因素加权法、随机生存森林模型 4 种方法,建立的 8 种心脑血管疾病及其相关疾病的风险预测模型的预测效果。

表 5-3 心脑血管疾病及其相关疾病预测模型的预测效果

| 预测疾病 | 模型 | AUC | O/E | 最佳切点 | 灵敏度 | 特异度 |
|---|---|---|---|---|---|---|
| 心脑血管事件(男性) | Weibull 回归 | 0.8829(0.8719,0.8938) | 0.9708 | 0.0513 | 0.8294 | 0.7904 |
| | Cox 回归 | 0.8805(0.8694,0.8916) | 0.9734 | 0.0503 | 0.8294 | 0.7847 |
| | 单因素加权法 | 0.8118(0.7952,0.8285) | 0.3361 | 0.0463 | 0.7441 | 0.7581 |
| | 随机生存森林 | 0.7489(0.7280,0.7697) | 0.9824 | 0.0244 | 0.7265 | 0.6840 |
| 心脑血管事件(女性) | Weibull 回归 | 0.9241(0.9134,0.9347) | 0.9643 | 0.0335 | 0.8750 | 0.8336 |
| | Cox 回归 | 0.9208(0.9099,0.9318) | 0.9706 | 0.0321 | 0.8750 | 0.8273 |
| | 单因素加权法 | 0.8845(0.8695,0.8996) | 0.1170 | 0.0068 | 0.8963 | 0.7482 |
| | 随机生存森林 | 0.7724(0.7470,0.7978) | 0.9792 | 0.0133 | 0.6862 | 0.8253 |
| 冠心病(男性) | Weibull 回归 | 0.8130(0.7963,0.8297) | 0.9965 | 0.0195 | 0.8238 | 0.6698 |
| | Cox 回归 | 0.8143(0.7870,0.8176) | 0.9966 | 0.0185 | 0.8376 | 0.6545 |
| | 单因素加权法 | 0.7516(0.7309,0.7724) | 0.4998 | 0.0061 | 0.7960 | 0.6293 |
| | 随机生存森林 | 0.6873(0.6620,0.7127) | 0.9563 | 0.0045 | 0.7016 | 0.6150 |
| 冠心病(女性) | Weibull 回归 | 0.8661(0.8494,0.8820) | 1.0077 | 0.0236 | 0.7812 | 0.8026 |
| | Cox 回归 | 0.8676(0.8503,0.8520) | 1.0066 | 0.0236 | 0.7839 | 0.8028 |
| | 单因素加权法 | 0.8401(0.8231,0.8570) | 0.5812 | 0.0017 | 0.9363 | 0.6055 |
| | 随机生存森林 | 0.7796(0.7550,0.8042) | 1.0376 | 0.0045 | 0.8104 | 0.6982 |

续表

| 预测疾病 | 模型 | AUC | O/E | 最佳切点 | 灵敏度 | 特异度 |
|---|---|---|---|---|---|---|
| 脑卒中<br>（男性） | Weibull 回归 | 0.8017(0.7821,0.8212) | 1.1072 | 0.0096 | 0.7590 | 0.7014 |
| | Cox 回归 | 0.7972(0.7764,0.8180) | 1.1004 | 0.0118 | 0.7277 | 0.7279 |
| | 单因素加权法 | 0.8043(0.7843,0.8242) | 0.2320 | 0.0306 | 0.6964 | 0.7789 |
| | 随机生存森林 | 0.7057(0.6795,0.7319) | 1.4621 | 0.0020 | 0.6215 | 0.7549 |
| 脑卒中<br>（女性） | Weibull 回归 | 0.8457(0.8222,0.8692) | 1.0972 | 0.0091 | 0.7346 | 0.8082 |
| | Cox 回归 | 0.8393(0.8136,0.8650) | 1.0761 | 0.0099 | 0.7346 | 0.8135 |
| | 单因素加权法 | 0.8497(0.8257,0.8738) | 0.0974 | 0.0007 | 0.8910 | 0.6957 |
| | 随机生存森林 | 0.6786(0.6413,0.7158) | 1.3805 | 0.0045 | 0.4866 | 0.8582 |
| 房颤 | Weibull 回归 | 0.8772(0.8527,0.9018) | 1.2105 | 0.0024 | 0.8611 | 0.7324 |
| | Cox 回归 | 0.8620(0.8343,0.8896) | 0.9985 | 0.0027 | 0.8611 | 0.6994 |
| | 单因素加权法 | 0.7206(0.6670,0.7741) | 0.2665 | 0.0019 | 0.6944 | 0.7158 |
| | 随机生存森林 | 0.5611(0.5111,0.6111) | 1.0395 | 0.0053 | 0.2778 | 0.8798 |
| 代谢综合<br>征（男性） | Weibull 回归 | 0.9198(0.9124,0.9271) | 0.9279 | 0.1585 | 0.8776 | 0.8236 |
| | Cox 回归 | 0.9053(0.8970,0.9136) | 0.9150 | 0.1627 | 0.8540 | 0.8138 |
| | 单因素加权法 | 0.7322(0.7181,0.7463) | 0.8494 | 0.1102 | 0.7376 | 0.6342 |
| | 随机生存森林 | 0.8085(0.7948,0.8221) | 0.9549 | 0.1258 | 0.7603 | 0.7348 |
| 代谢综合<br>征（女性） | Weibull 回归 | 0.9149(0.9016,0.9281) | 0.9798 | 0.0508 | 0.9097 | 0.7399 |
| | Cox 回归 | 0.9010(0.8857,0.9163) | 0.9422 | 0.0633 | 0.8328 | 0.7812 |
| | 单因素加权法 | 0.6828(0.6489,0.7167) | 0.4434 | 0.0683 | 0.5753 | 0.7668 |
| | 随机生存森林 | 0.7388(0.7075,0.7700) | 1.0652 | 0.0975 | 0.6254 | 0.7828 |
| 糖尿病<br>（男性） | Weibull 回归 | 0.8623(0.8388,0.8858) | 1.0755 | 0.0562 | 0.6655 | 0.9062 |
| | Cox 回归 | 0.8589(0.8351,0.8827) | 0.9676 | 0.0597 | 0.6690 | 0.8986 |
| | 单因素加权法 | 0.7707(0.7388,0.8027) | 0.6491 | 0.0364 | 0.6063 | 0.8392 |
| | 随机生存森林 | 0.7538(0.7221,0.7856) | 0.9198 | 0.0633 | 0.5993 | 0.8475 |

续表

| 预测疾病 | 模型 | AUC | O/E | 最佳切点 | 灵敏度 | 特异度 |
|---|---|---|---|---|---|---|
| 糖尿病<br>（女性） | Weibull 回归 | 0.8083(0.7738,0.8428) | 1.0929 | 0.0236 | 0.6623 | 0.7789 |
| | Cox 回归 | 0.8049(0.7699,0.8398) | 0.9857 | 0.0256 | 0.6623 | 0.7701 |
| | 单因素加权法 | 0.6615(0.6134,0.7095) | 0.4972 | 0.0556 | 0.3974 | 0.8923 |
| | 随机生存森林 | 0.6553(0.6108,0.6998) | 0.9036 | 0.0833 | 0.4106 | 0.8775 |
| 高血压<br>（男性） | Weibull 回归 | 0.8320(0.8208,0.8432) | 1.0543 | 0.1901 | 0.7638 | 0.7448 |
| | Cox 回归 | 0.8209(0.8093,0.8326) | 0.9503 | 0.2299 | 0.7181 | 0.9503 |
| | 单因素加权法 | 0.6634(0.6476,0.6792) | 0.8631 | 0.1915 | 0.5683 | 0.6898 |
| | 随机生存森林 | 0.7227(0.7079,0.7375) | 0.9016 | 0.2383 | 0.6037 | 0.7266 |
| 高血压<br>（女性） | Weibull 回归 | 0.8304(0.8120,0.8488) | 1.0722 | 0.0933 | 0.7295 | 0.7590 |
| | Cox 回归 | 0.8183(0.7987,0.8378) | 0.9642 | 0.1026 | 0.7198 | 0.7493 |
| | 单因素加权法 | 0.6546(0.6322,0.6833) | 0.6760 | 0.0737 | 0.6256 | 0.6410 |
| | 随机生存森林 | 0.7157(0.6891,0.7422) | 0.9261 | 0.0733 | 0.7222 | 0.6130 |
| 高脂血症 | Weibull 回归 | 0.8199(0.8099,0.8299) | 1.1022 | 0.1302 | 0.7333 | 0.7733 |
| | Cox 回归 | 0.8207(0.8108,0.8306) | 0.9487 | 0.1554 | 0.7309 | 0.7751 |
| | 单因素加权法 | 0.7125(0.6993,0.7256) | 0.6166 | 0.1064 | 0.6700 | 0.6678 |
| | 随机生存森林 | 0.7887(0.7777,0.7997) | 0.8631 | 0.1438 | 0.7468 | 0.7021 |

由表 5-3 可以看出，对于各种疾病的预测模型而言，无论是判别准确性（AUC）还是校准（O/E），Weibull 回归模型和 Cox 回归模型均表现最好，表现为 AUC 最高，O/E 均接近 1，且结果十分一致；随机生存森林的表现次之，尽管其 AUC 与单因素加权法相似，但是 O/E 明显优于单因素加权法；单因素加权法表现最差，突出表现在其 O/E 明显偏离 1。

鉴于上述预测效果，对于城市健康管理人群的心脑血管疾病及其相关疾病的预测，推荐使用 Cox 比例风险回归模型，该模型具有预测效果好，无参数假设的限制，预测效果稳健可靠的优点。

## 三、讨论

由统计模拟可知，在建立心脑血管疾病及其相关疾病的预测模型时，首先应明确用于建模的队列人群中，所预测结局的 $F(t)$ 曲线分布模式，进而采用适宜的预测方法，构建与 $F(t)$ 曲线分布模式对应的预测模型。然后，对于所构建的预测模型，不仅应报道模型的判别准确率（AUC）和校准（O/E），而且应明确指出所建模型适宜外推的 $F(t)$ 曲线分布模式，以正确指导用户合理应用预测模型。

城市健康管理人群是一个特殊群体，不能代表一般的人群，其心脑血管疾病（包括心脑血管事件、脑卒中、冠心病）及其相关疾病（房颤、代谢综合征、高血压、糖尿病、高血脂）的 $F(t)$ 曲线分布模式当然也具有特殊性。为此，本章依托已经构建的"山东多中心健康管理纵向观察大数据队列"，建立了上述各种结局疾病的亚队列，据此阐明了上述各种随访结局的 $F(t)$ 曲线分布模式，由这些曲线分布模式可见，在城市健康管理人群中，上述各种疾病的 $F(t)$ 曲线分布模式基本相同，即随着随访时间的延长，累积发病率近似呈线性增长，但不同疾病的累积发病概率曲线的增长速度（斜率）不同。这些 $F(t)$ 曲线分布模式为建立相应的结局疾病预测模型及其外推泛化适用场景提供了重要参考依据。

在上述理论模拟和实际数据 $F(t)$ 曲线分布模式的指导下，笔者分别基于各结局疾病的随访队列，同时采用 Weibull 回归模型、Cox 比例风险回归模型、单因素加权法、随机生存森林模型四种方法，建立了相应疾病的预测模型，结果发现，对于各种疾病的预测模型而言，无论是判别准确性（AUC）还是校准（O/E），Weibull 回归模型和 Cox 回归模型表现最好，表现为 AUC 最高，O/E 均接近 1，且结果十分一致；随机生存森林的表现次之，尽管其 AUC 与单因素加权法相似，但是 O/E 明显优于单因素加权法；单因素加权法表现最差，突出表现为其 O/E 明显偏离 1，这与前述理论模拟的结果完全吻合。尽管目前心脑血管疾病预测模型的建模方法包括了 Cox 比例风险回归模型、Weibull 回归模型、机器学习模型等多种类型，但依据本章的理论模拟和实际建模结果，仍以 Cox 比例风险回归模型的表现为最佳。为此，根据理论模拟研究和实际建模的评价和比较，对于城市健康管理人群的心脑血管疾病及其相关疾病的预测，推荐使用 Cox 比例风险回归模型，该模型具有预测效果好，无参数假设的限制，预测效果稳健可靠的优点。使用这些模型进行外推泛化推广时，需要注意其仅适用于城市健康管理人群，且必须是

$F(t)$曲线分布模式类似的群体,否则可能会造成对绝对风险的高估或低估等严重问题。

## 第二节　房颤的危险因素和预测模型研究

　　心房颤动(atrial fibrillation,AF)简称"房颤",是临床实践中最常见的心律失常之一,其与脑卒中的发生密切相关。房颤的发生会引起脑卒中的发病率增加,死亡率明显升高,导致患者生活质量急剧下降和医疗保健负担的飞速增长,已成为重要的公共卫生问题之一。在急性脑卒中患者中,20%以上观察到了房颤的发生;与非房颤者相比,房颤患者发生脑卒中的风险升高了5倍且预后较差;房颤患者的脑卒中病死率比非房颤患者的脑卒中病死率高出至少1.7倍。房颤最主要的危害是血栓栓塞,从而容易引起脑卒中,这是房颤患者最直接的死亡原因。在过去的20年中,房颤的患病率在全世界范围内均在上升,欧美国家的数据显示,65岁以上的老人中,5%~8%的人患有房颤。据估计,到2030年,欧洲房颤患者的数量将达到1400万~1700万,新发房颤患者的数量每年将达到12万~21万。在中国,最新的报道显示,65岁以上的人群中,房颤的患病率为3.5%,中国30岁以上人群中房颤的年龄别标化患病率为0.65%。虽然中国人群的房颤患病率远低于西方国家,但其形势依旧不容乐观。有研究指出,中国的房颤患病率在最近的11年里增加了20倍之多,房颤负担以及房颤相关卒中的风险在过去10年中也发生了非常显著的增加。上述房颤发病及患病显著增加的趋势背景对中国人群心脑血管疾病的预防和控制提出了新的挑战。结合人群干预和高危干预策略,在房颤的一级预防中,预测房颤的发病风险,发现房颤的高危人群,对特异性预防房颤的发生有很大帮助。

　　通过综述目前已建立的房颤预测模型,笔者发现,世界范围内已经建立了三个预测模型,以帮助临床医生和流行病学家评估个体房颤的风险,其中使用最广泛的模型是Framingham心脏研究的10年AF风险评分模型(FHS模型),而最新的是评估5年房颤风险的"基因组流行病学心脏和衰老研究队列-房颤"(cohorts for heart and aging research in genomic epidemiology-atrial fibrillation,CHARGE-AF)评分模型。所有这些预测模型均采用美国人群队列开发,甚至在美国的少数族裔人群中的验证结果都出现了校准不佳和判别准确率仅为中等的情况。据笔者了解,目前尚没有完整的研究来评估这些预测模型在亚洲人群中的适用性,也完全没有针对亚洲人群开发的房颤预测模型。由于房颤的发病率和疾病负担会因为区域、种族和社会经济地位的差别而发生较大的差异,因此有必要开发适用于中国人群的 AF 预测模型,估计房颤风险和识别高危个体,从而在临床和公共卫生实践中为实现对房颤的一级预防提供一定的参考和依据。

因此,本研究将基于健康管理大数据,探讨房颤在中国人群中的发病率,应用常规健康体检中可以得到的行为、人体测量、生化、心电图(ECG)指标,建立房颤的预测模型。

## 一、研究材料与方法

本研究采用的数据基于山东多中心健康体检纵向研究。"山东多中心健康管理纵向观察大数据队列"包括 2004~2014 年在山东几家医院参加常规健康检查的人群,这个队列的参与者的特点是汉族人群,有工作单位(有工作或退休),并居住在城市地区。队列的纳入标准为:在 2004~2014 年参加了两次及以上的健康体检,每次健康体检有心电图检查。排除标准为:排除了 252 例基线心房颤动或心房扑动患者。最终,共有 95622 名参与者被纳入原始队列,以计算年龄别房颤发病率。由于 45 岁以下人群房颤的发病率非常低,故 45 岁以下的人群被排除,最终有 33186 名年龄在 45~85 岁的参与者被纳入队列,用于开发房颤预测模型。

本研究中房颤的诊断标准为:所有参与者处于仰卧位置,进行静息 12 导联心电图(ECG)检测,其中走纸速度为 25 mm/s,放大率为 0.1 mV/mm,由医师根据心电图判断是否有心房扑动和心房颤动。如果两名医师对结局判断有任何不同意见,将请第三位医师协商以获得统一意见。心电图的测量方法为:体检者在仰卧位置进行静息 12 导联心电图检测,其中走纸速度为 25 mm/s,放大率为 0.1 mV/mm。所有心电图报告根据心电图明尼苏达编码(Minnesota code,MC),由两名独立的心脏病专家进行解释和编码。

基线测量指标包括问卷调查、人体测量学指标测定、血液指标测定和静息 12 导联心电图检查,指标的定义如表 5-4 所示。体重指数(BMI)的计算公式为体重(单位为 kg)除以身高(单位为 m)的平方。血压的测量方法为坐姿位休息 5 min 后,在右臂以血压计测量收缩压(SBP)、舒张压(DBP)和心率两次,取两次测量的平均值作为血压值;计算随访期间血压测量的标准差(SD),定义为随诊间血压变异性(visit-to-visit variability,VVV)。在至少12 h 的过夜禁食后抽血用于实验室测试。吸烟被编码为吸烟者和从不吸烟者,吸烟的定义为每天至少 1 支烟。饮酒按照当前状态被编码为饮酒者和不饮酒者,饮酒的定义为最近 6 个月内平均每天至少饮酒 20 g,酒的种类包括啤酒、白酒和红酒。冠心病(CHD)史的定义为曾经被医师诊断为冠心病。高血压的定义为具有医师诊断的高血压史,或平均收缩压不低于140mmHg,或平均舒张压不低于 90 mmHg。糖尿病的定义为具有医师诊断的糖尿病史或空腹血浆葡萄糖不低于 7.0 mmol/L(126 mg/dL)。

表 5-4　　　　　　　　　房颤随访队列的主要基线信息

| 变量 | 英文表示 | 单位或赋值 |
| --- | --- | --- |
| 年龄 | age | 岁 |
| 性别 | sex | 1:男性;2:女性 |
| 身高 | height | m |
| 体重 | weight | kg |
| 体重指数 | BMI | $kg/m^2$ |
| 心率 | heart rate | beat/minute |
| 收缩压 | SBP | mmHg |
| 舒张压 | DBP | mmHg |
| 高血压 | hypertension | — |
| 收缩压的诊间变异性 | VVV in SBP | — |
| 舒张压的诊间变异性 | VVV in DBP | — |
| 冠心病史 | history of CHD | — |
| 吸烟 | smoking | — |
| 饮酒 | drinking | — |
| 空腹血糖 | FBG | mmol/L |

续表

| 变量 | 英文表示 | 单位或赋值 |
|------|----------|-----------|
| 总胆固醇 | TC | mmol/L |
| 高密度脂蛋白 | HDL | mmol/L |
| 低密度脂蛋白 | LDL | mmol/L |
| 三酰甘油 | TG | mmol/L |
| 谷丙转氨酶 | ALT | mmol/L |
| 总胆红素 | TBIL | mmol/L |
| 尿酸 | UA | mmol/L |
| 肌酐 | SCR | mmoi/L |
| 白蛋白 | ALB | mmol/L |
| 球蛋白 | GLO | mmol/L |
| 尿素氮 | BUN | mmol/L |
| 红细胞计数 | RBC | $\times 10^{12}$/L |
| 白细胞计数 | WBC | $\times 10^{9}$/L |
| 血红蛋白 | HB | g/L |
| 红细胞比容 | HCT | % |
| 血小板计数 | PLT | $\times 10^{9}$/L |
| 血小板压积 | PCT | % |

研究步骤如下:

(1)通过单因素 Cox 回归模型(调整年龄、性别),进行房颤预测因子的筛选。房颤的候选预测因子包括自报告问卷指标(吸烟、饮酒和 CHD 病史)、人体测量学标志(BMI、SBP、DBP、心率、血压的诊间变异性)、血生常规和血生化指标(FBG、TC、TG、HDL、LDL、UA、TBIL、CREA、ALB、GLO、BUN、HB、WBC、RBC,PLT)、心电图 MC 编码、高血压和糖尿病。

(2)将单因素有意义的危险因素放入多变量 Cox 比例模型,以向后消除法筛选预测因子。

(3)利用筛选出的预测因子,基于 Cox 回归模型建立房颤预测模型,计算个体房颤发生的绝对风险。

（4）应用观察到的风险与预测风险的比率（O/E）及 H-L 检验来评价模型校准，应用 ROC 曲线下的面积（AUC）来估计模型的判别准确度。

$p < 0.05$ 被认为具有统计学意义。对所有数据的分析通过 SAS 统计软件（9.4 版本）来进行。

## 二、研究结果

表 5-5 描述了队列的基线特征（$n = 33186$）。队列共纳入了 33186 名参与者，66.96％为男性，平均年龄为（56.69±9.85）岁（45～85 岁）。其中，2.73％的人有冠心病史，44.87％为高血压患者，12.61％为糖尿病患者，34.03％为血脂异常患者，50.17％为吸烟者，45.48％为饮酒者。比较房颤组与非房颤组基线特征的差异，发现年龄、性别、收缩压、收缩压的变异性、舒张压的变异性、ALT、UA、CREA、BUN、PLT、冠心病史、高血压、左 R 波高电压、AV 传导阻滞、心律失常、期前收缩在发颤和非房颤组之间有显著性差异（$p < 0.05$）。

表 5-5　　　　　　　　　　队列基本特征描述

| 变量 | 总队列（$n = 33186$） | 新发房颤组（$n = 134$） | 非房颤组（$n = 33042$） | $p$ |
|---|---|---|---|---|
| 年龄 | 56.69(9.85) | 66.34(10.82) | 56.65(9.83) | <0.0001 |
| 男性/$n$(％) | 22223(66.96) | 111(82.84) | 22112(66.90) | <0.0001 |
| 女性/$n$(％) | 10963(33.04) | 23(17.16) | 10940(33.10) | |
| 收缩压/mmHg | 135.38(20.75) | 149.05(21.38) | 135.32(20.73) | <0.0001 |
| 舒张压/mmHg | 81.07(12.82) | 82.68(12.25) | 81.06(12.82) | 0.1569 |
| 收缩压诊间变异性(SD) | 8.92(6.73) | 14.37(10.01) | 8.90(6.70) | <0.0001 |
| 舒张压诊间比异性(SD) | 5.88(4.33) | 8.99(5.47) | 5.86(4.32) | <0.0001 |
| 心率（次/分） | 73.60(9.90) | 72.64(14.43) | 73.61(9.88) | 0.5873 |
| 体重指数/(kg/m²) | 24.34(3.64) | 23.92(3.33) | 24.35(3.64) | 0.2346 |
| FBG/(mmol/L) | 5.49(0.94) | 5.64(1.00) | 5.49(0.94) | 0.0752 |
| TC/(mmol/L) | 5.22(0.92) | 5.22(0.87) | 5.22(0.92) | 0.9283 |

续表

| 变量 | 总队列<br>($n=33186$) | 新发房颤组<br>($n=134$) | 非房颤组<br>($n=33042$) | $p$ |
|---|---|---|---|---|
| HDL/(mmol/L) | 1.41(0.35) | 1.42(0.36) | 1.41(0.34) | 0.6790 |
| LDL/(mmol/L) | 3.04(0.71) | 3(0.74) | 3.04(0.71) | 0.6090 |
| TG/(mmol/L) | 1.55(0.89) | 1.51(0.97) | 1.55(0.89) | 0.6962 |
| ALT/(mmol/L) | 21.52(11.09) | 19.43(9.59) | 21.53(11.09) | 0.0143 |
| TBIL/(mmol/L) | 11.55(4.46) | 11.27(4.22) | 11.55(4.46) | 0.6003 |
| UA/(mmol/L) | 318.47(79.27) | 343.15(81.18) | 318.39(79.26) | 0.0149 |
| CREA/(mmol/L) | 72.05(16.52) | 80.46(16.12) | 72.02(16.51) | <0.0001 |
| ALB/(mmol/L) | 45.75(2.58) | 45.62(2.25) | 45.75(2.58) | 0.5129 |
| GLO/(mmol/L) | 27.36(3.99) | 27.7(4.20) | 27.36(3.99) | 0.3430 |
| BUN/(mmol/L) | 5.24(1.2) | 5.65(1.26) | 5.24(1.20) | 0.0004 |
| HB/(g/L) | 146.45(13.69) | 148.52(12.53) | 146.45(13.70) | 0.1173 |
| WBC/($\times10^9$/L) | 6.28(1.48) | 6.46(1.67) | 6.28(1.48) | 0.2022 |
| HCT/% | 43.7(3.77) | 44.28(3.77) | 43.7(3.77) | 0.1001 |
| RBC/($\times10^{12}$/L) | 4.79(0.43) | 4.8(0.44) | 4.79(0.43) | 0.7218 |
| PLT/($\times10^9$/L) | 227.85(51.75) | 210.48(54.82) | 227.92(51.72) | 0.0004 |
| 冠心病史 | 2432(7.33) | 36(26.87) | 2396(7.25) | <0.0001 |
| 高血压 | 14892(44.87) | 93(69.40) | 14799(44.77) | <0.0001 |
| 糖尿病 | 4185(12.61) | 21(15.67) | 4164(12.60) | 0.2848 |
| 吸烟 | 16648(50.17) | 66(49.25) | 16582(50.17) | 0.8324 |
| 饮酒 | 14889(45.48) | 54(40.91) | 14835(45.49) | 0.2910 |
| Q波/QS波(MC 1) | 788(2.37) | 6(4.48) | 782(2.37) | 0.1091 |
| QRS电轴偏移(MC 2) | 578(1.74) | 0 | 578(1.75) | 0.1225 |
| 左R波高电压(MC 3) | 959(2.89) | 13(9.70) | 946(2.86) | <0.0001 |
| 右R波高电压MC 3 | 148(0.45) | 1(0.75) | 147(0.44) | 0.6011 |

续表

| 变量 | 总队列<br>（n＝33186） | 新发房颤组<br>（n＝134） | 非房颤组<br>（n＝33042） | p |
|---|---|---|---|---|
| ST 连接点 J 和 ST 段<br>压低（MC 4） | 2810(8.47) | 14(10.45) | 2796(8.46) | 0.4093 |
| T 波异常（MC 5） | 3663(11.04) | 21(15.67) | 3642(11.02) | 0.0863 |
| 房室传导阻滞（MC 6） | 620(1.87) | 7(5.22) | 613(1.85) | 0.0040 |
| 心室传导阻滞（MC 7） | 1520(4.58) | 8(5.97) | 1512(4.57) | 0.4406 |
| 心律失常（MC 8） | 4107(12.38) | 33(24.63) | 4074(12.33) | ＜0.0001 |
| 期间收缩（MC 8-1） | 1009(3.04) | 16(11.94) | 993(3.00) | ＜0.0001 |
| 其他异常（MC 9） | 1156(3.48) | 6(4.48) | 1150(3.48) | 0.5294 |

注：连续变量应用均值（标准差）表示，分类变量应用频数（百分比）表示；RBC 为红细胞计数；WBC 为白细胞计数；HB 为血红蛋白；HCT 为血细胞比容；PLT 为血小板计数；FBG 为空腹血糖；TC 为总胆固醇；TG 为三酰甘油；HDL 为高密度脂蛋白；LDL 为低密度脂蛋白；CREA 为血清肌酐；ALT 为谷丙转氨酶；TBIL 为总胆红素；UA 为尿酸；ALB 为人血白蛋白；GLO 为血清球蛋白；BUN 为血尿素氮。

表 5-6 给出了各危险因素经年龄和性别校正后的风险比（HR）。调整年龄和性别后，在 $p < 0.05$ 水平上，与房颤发生有统计学关联的因素包括年龄、性别、冠心病史、高血压、收缩压、舒张压、收缩压的诊间变异性、舒张压的诊间变异性、左 R 波高电压和期前收缩。基于表 5-6 可以观察到：男性、老年人、有冠心病史的患者、基线高血压患者、血压诊间变异性大的参与者、具有左 R 波高电压和期前收缩的心电图特征者发生房颤的风险更高。

**表 5-6　　　年龄、性别校正的 Cox 回归模型预测的房颤发生风险**

| 变量 | 风险比 | 95％CI | | p 值 |
|---|---|---|---|---|
| 年龄 | 1.09 | 1.07 | 1.11 | ＜0.0001 |
| 女性 | 0.48 | 0.31 | 0.76 | 0.0016 |
| 收缩压 | 1.34 | 1.14 | 1.59 | 0.0005 |
| 舒张压 | 1.28 | 1.08 | 1.51 | 0.0048 |

续表

| 变量 | 风险比 | 95%CI | | p 值 |
|---|---|---|---|---|
| 收缩压的诊间变异性 | 1.05 | 1.04 | 1.07 | <0.0001 |
| 舒张压的诊间变异性 | 1.10 | 1.07 | 1.13 | <0.0001 |
| 心率 | 1.00 | 0.97 | 1.02 | 0.7780 |
| 体重指数* | 0.94 | 0.77 | 1.14 | 0.5200 |
| GLU* | 1.04 | 0.89 | 1.22 | 0.5844 |
| TC* | 0.99 | 0.83 | 1.18 | 0.9006 |
| HDL* | 1.13 | 0.91 | 1.39 | 0.2749 |
| LDL* | 0.95 | 0.77 | 1.18 | 0.6471 |
| TG* | 1.00 | 0.83 | 1.20 | 0.9964 |
| ALT* | 0.89 | 0.72 | 1.10 | 0.2800 |
| TBI* | 0.99 | 0.77 | 1.29 | 0.9632 |
| UA* | 1.28 | 0.98 | 1.66 | 0.0667 |
| CRE* | 1.11 | 0.89 | 1.38 | 0.3626 |
| ALB* | 1.02 | 0.84 | 1.22 | 0.8705 |
| GLO* | 0.98 | 0.82 | 1.17 | 0.8351 |
| BUN* | 1.15 | 0.96 | 1.39 | 0.1401 |
| HB* | 1.17 | 0.92 | 1.49 | 0.1996 |
| WBC* | 1.04 | 0.86 | 1.26 | 0.6779 |
| HCT* | 1.08 | 0.87 | 1.35 | 0.4732 |
| RBC* | 1.04 | 0.83 | 1.29 | 0.7539 |
| PLT* | 0.90 | 0.73 | 1.10 | 0.2948 |
| 冠心病史 | 1.98 | 1.32 | 2.97 | 0.0010 |
| 高血压 | 1.64 | 1.12 | 2.40 | 0.0106 |
| 糖尿病 | 0.91 | 0.57 | 1.44 | 0.6739 |

续表

| 变量 | 风险比 | 95%CI | | p 值 |
|---|---|---|---|---|
| 吸烟 | 1.10 | 0.77 | 1.58 | 0.6024 |
| 饮酒 | 0.97 | 0.67 | 1.41 | 0.8713 |
| Q 波/QS 波(MC 1) | 0.95 | 0.42 | 2.15 | 0.8920 |
| QRS 电轴偏移(MC 2) | — | — | — | — |
| 左 R 波高电压(MC 3) | 2.97 | 1.67 | 5.28 | 0.0002 |
| 右 R 波高电压(MC 3) | 1.40 | 0.20 | 10.04 | 0.7358 |
| ST 连接点 J 和 ST 段压低(MC 4) | 0.87 | 0.50 | 1.52 | 0.6257 |
| T 波异常(MC 5) | 1.39 | 0.87 | 2.21 | 0.1737 |
| 房室传导阻滞(MC 6) | 1.67 | 0.78 | 3.60 | 0.1879 |
| 心室传导阻滞(MC 7) | 0.76 | 0.37 | 1.57 | 0.4619 |
| 心率失常(MC 8) | 1.70 | 1.15 | 2.53 | 0.0083 |
| 期前收缩(MC 8-1) | 2.38 | 1.40 | 4.05 | 0.0014 |
| 其他异常(MC 9) | 0.82 | 0.36 | 1.87 | 0.6361 |

注:右上角带"*"号者,HR 值表示为升高一个标准差的风险。

从实际健康管理中预测指标信息的可及性考虑,分别构建了如下三种预测模型:

(1)简单模型,应用年龄、性别、冠心病史、高血压作为预测指标,模型的预测指标和计分如表 5-7 所示,风险得分系统如表 5-8 所示。

(2)心电图模型,应用年龄、性别、冠心病史、高血压、左 R 波高电压、期前收缩发生作为预测指标,模型的预测指标和计分如表 5-9 所示,风险得分系统如表 5-10 所示。

(3)添加了收缩压和舒张压的诊间变异性作为候选预测指标,仍然使用向后消除法,得到 VVV 模型,应用年龄、性别、冠心病史、收缩压的诊间变异性、舒张压的诊间变异性、左 R 波高电压和期前收缩作为预测指标,其 HR 分别为 1.069、2.065、1.844、1.033、1.069、2.333 和 2.378,模型的预测指标和计分如表 5-11 所示,风险得分系统如表 5-12 所示。

表 5-7 房颤的预测模型

| 变量 | 简单模型 | | 心电图模型 | | VVV 模型 | |
|---|---|---|---|---|---|---|
| | HR | $p$ 值 | HR | $p$ 值 | HR | $p$ 值 |
| 年龄 | 1.074 | <0.001 | 1.071 | <0.001 | 1.069 | <0.001 |
| 男性 | 2.099 | 0.001 | 1.987 | 0.003 | 2.065 | 0.002 |
| 冠心病史 | 1.883 | 0.002 | 1.840 | 0.003 | 1.844 | 0.003 |
| 高血压 | 1.566 | 0.022 | 1.502 | 0.038 | — | — |
| 收缩压的诊间变异性 | — | — | — | — | 1.033 | 0.001 |
| 舒张压的诊间变异性 | — | — | — | — | 1.069 | <0.001 |
| 左 R 波高电压 | — | — | 2.618 | 0.001 | 2.338 | 0.004 |
| 期前收缩 | — | — | 2.359 | 0.002 | 2.378 | 0.001 |

表 5-8 房颤简单模型的预测指标和计分

| 预测指标 | 指标情况 | 计分 |
|---|---|---|
| 年龄 | 45～49 岁 | 0 |
| | 50～54 岁 | 1 |
| | 55～59 岁 | 2 |
| | 60～64 岁 | 3 |
| | 65～69 岁 | 4 |
| | 70～74 岁 | 5 |
| | 75～79 岁 | 6 |
| | 80～85 岁 | 7 |
| 性别 | 女 | 0 |
| | 男 | 2 |
| 冠心病史 | 无 | 0 |
| | 有 | 2 |
| 高血压 | 无 | 0 |
| | 有 | 1 |

表 5-9　　　　　　　　　　　房颤简单模型的风险得分系统

| 得分 | 1 年风险 | 2 年风险 | 3 年风险 | 4 年风险 | 5 年风险 |
|------|----------|----------|----------|----------|----------|
| 0 | 0.0002 | 0.0004 | 0.0007 | 0.0009 | 0.0012 |
| 1 | 0.0003 | 0.0006 | 0.0010 | 0.0013 | 0.0018 |
| 2 | 0.0004 | 0.0008 | 0.0014 | 0.0019 | 0.0025 |
| 3 | 0.0006 | 0.0012 | 0.0020 | 0.0027 | 0.0036 |
| 4 | 0.0008 | 0.0017 | 0.0029 | 0.0039 | 0.0051 |
| 5 | 0.0012 | 0.0024 | 0.0042 | 0.0056 | 0.0073 |
| 6 | 0.0017 | 0.0035 | 0.0059 | 0.0080 | 0.0105 |
| 7 | 0.0024 | 0.0050 | 0.0085 | 0.0113 | 0.0149 |
| 8 | 0.0034 | 0.0071 | 0.0121 | 0.0162 | 0.0212 |
| 9 | 0.0048 | 0.0101 | 0.0172 | 0.0230 | 0.0301 |
| 10 | 0.0069 | 0.0144 | 0.0244 | 0.0327 | 0.0427 |
| 11 | 0.0098 | 0.0205 | 0.0347 | 0.0463 | 0.0604 |
| 12 | 0.0139 | 0.0291 | 0.0492 | 0.0655 | 0.0851 |

表 5-10　　　　　　　　　　房颤心电图模型的预测指标和计分

| 预测指标 | 指标情况 | 计分 |
|----------|----------|------|
| 年龄 | 45～49 岁 | 0 |
| | 50～54 岁 | 1 |
| | 55～59 岁 | 2 |
| | 60～64 岁 | 3 |
| | 65～69 岁 | 4 |
| | 70～74 岁 | 5 |
| | 75～79 岁 | 6 |
| | 80～85 岁 | 7 |
| 性别 | 女 | 0 |
| | 男 | 2 |

续表

| 预测指标 | 指标情况 | 计分 |
|---|---|---|
| 冠心病史 | 无 | 0 |
| | 有 | 2 |
| 高血压 | 无 | 0 |
| | 有 | 1 |
| 左 R 波高电压 | 无 | 0 |
| | 有 | 3 |
| 期前收缩 | 无 | 0 |
| | 有 | 3 |

表 5-11　　　　　　　　房颤心电图模型的风险得分系统

| 得分 | 1 年风险 | 2 年风险 | 3 年风险 | 4 年风险 | 5 年风险 |
|---|---|---|---|---|---|
| 0 | 0.0002 | 0.0004 | 0.0007 | 0.0009 | 0.0012 |
| 1 | 0.0003 | 0.0006 | 0.0010 | 0.0013 | 0.0017 |
| 2 | 0.0004 | 0.0008 | 0.0014 | 0.0019 | 0.0025 |
| 3 | 0.0006 | 0.0012 | 0.0020 | 0.0027 | 0.0035 |
| 4 | 0.0008 | 0.0016 | 0.0028 | 0.0038 | 0.0050 |
| 5 | 0.0011 | 0.0023 | 0.0040 | 0.0053 | 0.0070 |
| 6 | 0.0016 | 0.0033 | 0.0056 | 0.0076 | 0.0099 |
| 7 | 0.0022 | 0.0047 | 0.0080 | 0.0107 | 0.0141 |
| 8 | 0.0032 | 0.0067 | 0.0113 | 0.0152 | 0.0199 |
| 9 | 0.0045 | 0.0094 | 0.0160 | 0.0215 | 0.0282 |
| 10 | 0.0064 | 0.0134 | 0.0226 | 0.0303 | 0.0397 |
| 11 | 0.0090 | 0.0189 | 0.0319 | 0.0427 | 0.0559 |
| 12 | 0.0128 | 0.0267 | 0.0450 | 0.0601 | 0.0784 |
| 13 | 0.0181 | 0.0377 | 0.0633 | 0.0842 | 0.1094 |
| 14 | 0.0256 | 0.0531 | 0.0886 | 0.1174 | 0.1516 |
| 15 | 0.0361 | 0.0745 | 0.1233 | 0.1623 | 0.2081 |

续表

| 得分 | 1 年风险 | 2 年风险 | 3 年风险 | 4 年风险 | 5 年风险 |
|------|---------|---------|---------|---------|---------|
| 16 | 0.0508 | 0.1040 | 0.1704 | 0.2223 | 0.2819 |
| 17 | 0.0713 | 0.1443 | 0.2328 | 0.3000 | 0.3749 |
| 18 | 0.0997 | 0.1984 | 0.3135 | 0.3972 | 0.4867 |

表 5-12　　　　　　　　　　房颤 VVV 模型的预测指标和计分

| 预测指标 | 指标情况 | 计分 |
|---------|---------|------|
| 年龄 | 45～49 岁 | 0 |
| | 50～54 岁 | 1 |
| | 55～59 岁 | 2 |
| | 60～64 岁 | 3 |
| | 65～69 岁 | 4 |
| | 70～74 岁 | 5 |
| | 75～79 岁 | 6 |
| | 80～85 岁 | 7 |
| 性别 | 女 | 0 |
| | 男 | 2 |
| 冠心病史 | 无 | 0 |
| | 有 | 2 |
| 收缩压的诊间变异性 | 0～9 mmHg | 0 |
| | 10～19 mmHg | 1 |
| | ＞20 mmHg | 2 |
| 舒张压的诊间变异性 | 0～4 mmHg | 0 |
| | 5～9 mmHg | 1 |
| | 10～14 mmHg | 2 |
| | ＞15 mmHg | 3 |
| 左 R 波高电压 | 无 | 0 |
| | 有 | 3 |

**续表**

| 预测指标 | 指标情况 | 计分 |
|---|---|---|
| 期前收缩 | 无 | 0 |
| | 有 | 3 |

表 5-13                             房颤 VVV 模型的风险得分系统

| 得分 | 1 年风险 | 2 年风险 | 3 年风险 | 4 年风险 | 5 年风险 |
|---|---|---|---|---|---|
| 0 | 0.0001 | 0.0003 | 0.0005 | 0.0007 | 0.0009 |
| 1 | 0.0002 | 0.0004 | 0.0007 | 0.0010 | 0.0013 |
| 2 | 0.0003 | 0.0006 | 0.0010 | 0.0014 | 0.0018 |
| 3 | 0.0004 | 0.0008 | 0.0014 | 0.0019 | 0.0025 |
| 4 | 0.0006 | 0.0012 | 0.0020 | 0.0026 | 0.0034 |
| 5 | 0.0008 | 0.0016 | 0.0028 | 0.0037 | 0.0048 |
| 6 | 0.0011 | 0.0023 | 0.0038 | 0.0052 | 0.0067 |
| 7 | 0.0015 | 0.0032 | 0.0054 | 0.0072 | 0.0093 |
| 8 | 0.0021 | 0.0044 | 0.0075 | 0.0100 | 0.0130 |
| 9 | 0.0030 | 0.0062 | 0.0104 | 0.0140 | 0.0181 |
| 10 | 0.0041 | 0.0086 | 0.0145 | 0.0194 | 0.0251 |
| 11 | 0.0058 | 0.0120 | 0.0202 | 0.0270 | 0.0349 |
| 12 | 0.0081 | 0.0167 | 0.0282 | 0.0376 | 0.0484 |
| 13 | 0.0112 | 0.0232 | 0.0391 | 0.0521 | 0.0670 |
| 14 | 0.0157 | 0.0322 | 0.0542 | 0.0719 | 0.0923 |
| 15 | 0.0218 | 0.0447 | 0.0748 | 0.0990 | 0.1265 |
| 16 | 0.0303 | 0.0619 | 0.1029 | 0.1355 | 0.1720 |
| 17 | 0.0421 | 0.0854 | 0.1407 | 0.1840 | 0.2317 |
| 18 | 0.0583 | 0.1172 | 0.1908 | 0.2472 | 0.3080 |
| 19 | 0.0804 | 0.1597 | 0.2560 | 0.3273 | 0.4019 |
| 20 | 0.1105 | 0.2157 | 0.3383 | 0.4251 | 0.5122 |
| 21 | 0.1508 | 0.2877 | 0.4382 | 0.5384 | 0.6330 |
| 22 | 0.2041 | 0.3774 | 0.5530 | 0.6602 | 0.7533 |

上述三个房颤预测模型预测房颤风险的 AUC 分别为 78%、80% 和 82%，并且在十字交叉验证后，AUC 变为 77%、78% 和 79%。AUC 的结果显示，三个模型对于房颤风险的预测有较好的判别准确性。这三个模型的校准（O/E 比）分别为：简单模型为 1.001（H-L 检验的 $p=0.8032$），心电图模型为 1.002（$p=0.8673$），VVV 模型为 1.004（$p=0.5396$），三个模型的校准能力都比较好。

## 三、讨论

房颤的危险因素包括行为生活方式、临床疾病、生化指标、心电图指标等，比如与心房负荷、炎症、肾功能、冠心病等相关的标志物。在本研究中，笔者应用了常规健康体检中容易得到的所有行为生活因素、人体测量学指标、血液指标和心电图指标，在调整年龄和性别后，冠心病史、高血压、SBP、DBP、SBP 的诊间变异性、DBP 的诊间变异性、左 R 波高电压和期间收缩被证明与新发房颤相关，且具有统计学意义。其中，年龄、性别、冠心病和高血压与房颤的关联已被很多研究所证实，且年龄、性别、冠心病史和高血压已经作为预测指标在房颤预测模型中出现。

除了高血压之外，在最近的研究中，血压的诊间变异性已经被认为是全死因及心脑血管事件的重要预测因子，且已经被证明与血管功能障碍的亚临床标志物相关。对于心电图标志，左 R 波高电压提示左心室肥大，而左心室肥大是多种不良心脑血管事件的预测因子。在 ARIC 研究中，也把通过心电图定义的左心室肥厚作为新发房颤的一个预测因素。通过心电图检测定义的期前收缩是笔者在研究中发现的新的房颤预测因子。期前收缩是临床实践中常见的心律失常类型，已被确定为隐匿性卒中患者发生房颤风险的独立预测因素。通过采用多变量 Cox 回归，笔者提出了三种预测模型，其中，将年龄、性别、冠心病史和高血压作为独立预测因素开发了简单模型，将年龄、性别、冠心病史、高血压、左 R 波高电压和期前收缩作为独立预测因子开发了心电图模型，将年龄、性别、冠心病史、左 R 波高电压、期前收缩、收缩压的诊间变异性、舒张压的诊间变异性作为独立预测因子开发了 VVV 模型。以上预测因子与房颤发生的风险均具有独立相关性，且这些预测因子最终都被包括在了房颤的预测模型之中。

据笔者所知，本研究是第一个在亚洲国家进行的，旨在开发房颤预测模型的大型前瞻性队列研究。之前的研究显示，目前世界上已经开发了三种房颤预测模型，且这三种预测模型均是采用美国人群队列数据开发的。第一个预测模型是从美国白人队列中得到的 FHS 评分，预测新发房颤的 AUC 为 0.78。该模型已在美国白人和非白人中进行了验证，并开发了第二个得分模型。之后，将美国的三个队列研究数据合并，在 2013 年开发了 CHARGE-AF 房颤预测模型，模型的 AUC 为 0.747。这些预测模型都是基于美国人群开发的，且都没有在亚洲人群中进行验证。不难理解，在某一族群中开发的预测模型倾向于高估或低估其他族裔群体的风险。由于房颤在中国的流行状况与美国存在很大的差异，因此有理由怀疑目前的房颤预测模型在中国人群中的适用性。由于缺乏来自中国人群的房颤风险评估模型，故本研究的目标就是应用中国健康体检数据库来开发房颤风险评估模型，以预测房颤的风险。笔者的模型校准非常好，O/E 比的范围为 1.001～1.004（$p > 0.05$）。所开发的三个房颤预测模型的 AUC 分别为 78%、80% 和 82%，表明模型在预测新发房颤方面的判别准确度也非常好。

本研究有以下几个缺点需要考虑。首先，这个队列的参与者是山东省城镇居民，结果的外推性应通过进一步的研究来验证。其次，随访时间相对较短，因此无法预测新发房颤的长期风险。再次，在常规健康体检中没有体力活动的信息，也没有新型生物标志物，如对 B 型钠尿肽（BNP）的测量，因此无法探究这些预测指标在本研究中的预测能力。最后，在研究中没有关于抗高血压治疗的信息，因此无法将笔者的预测模型估计的风险与以前开发的房颤预测模型进行比较。

本研究的优势包括大样本量、前瞻性设计和充分利用了潜在房颤标志物来预测房颤风险。此外，本研究是在中国进行的第一个旨在开发房颤预测模型的大型队列研究，并且还提供了最新的中国城市汉族人群的房颤发病率数据。

总之，本研究针对中国健康管理人群，构建了三种简单易行的房颤预测模型，可以满足实践中不同层次的需求。此外，本研究建立了中国城市人群首个房颤的预测模型，为城市人群房颤及脑卒中的健康管理提供了工具。

## 第三节 基于 Fine-Gray 模型的脑卒中预测模型研究

传统上认为,脑卒中的危险因素主要包括年龄、吸烟、饮酒、体重指数、血脂异常、高血压、糖尿病等。其中,血脂异常是脑卒中发生的重要影响因素。近年来的相关研究显示,血脂比值预测疾病发生风险的能力优于独立血脂指标,已被运用于预测和评估多种疾病的发生风险,但血脂比值与脑卒中的相关性和预测能力尚无确切定论。

识别脑卒中的高危人群对于脑卒中的早期预防和干预有重要的临床和公共卫生意义。目前,国内外已经构建了适用于不同人群的脑卒中预测模型。在国内,基于健康人群队列,已经构建了 10 年缺血性心脑血管疾病(ICVD)预测模型,其预测因子包含年龄、性别、血压、血清总胆固醇、BMI、吸烟和糖尿病,但该模型不能预测出血性脑卒中的风险。我国台湾地区建立了包含出血性脑卒中和缺血性脑卒中的预测模型,纳入了年龄、性别、收缩压、舒张压、卒中家族史、心房颤动和糖尿病,但样本含量很小,外推到其他地区的人群时存在适宜性欠佳等问题。西方国家已经开发出了多种脑卒中预测模型,例如最具代表性的 Framingham 模型,纳入了 7 个预测因子(年龄、性别、种族、总胆固醇、高密度脂蛋白、收缩压、糖尿病),但实践证明,该模型外推到中国人群时也缺乏适宜性。从本书第一章的研究结果中可以看出,城市健康管理人群不同于一般人群,适于一般人群的脑卒中预测模型在该人群当中预测效果欠佳,存在严重低估风险的现象。且上述脑卒中预测模型均没有考虑脑卒中竞争风险的作用,将非卒中死亡作为删失数据会导致高估累积发病率。因此,本章将统筹考虑笔者所在的课题组以往发现的脑卒中风险因子以及本研究新发现的预测指标,基于 Fine-Gray 部分分布竞争风险模型,构建适合中国健康管理人群的脑卒中风险预测模型,为该人群脑卒中的早期预防和个性化干预提供技术支持。

### 一、研究材料与方法

#### (一)研究人群、队列设计和诊断标准

本研究的数据库是山东多中心健康体检纵向队列研究。研究的人群的

特征为:汉族,有工作单位(有工作或已退休),生活在城市地区。2007～2015 年,一共有 74614 人(年龄为 20～80 岁)进行了健康体检,全部纳入本研究。在这些参与者中,有 785 人因为基线体检时发现了卒中或 TIA 而排除;最终,有 73829 名参与者被纳入本研究的分析中,队列设计框架如图 5-2 所示,其中男性 42172 人,女性 31657 人。研究截止日期为 2016 年 9 月 14 日,最长随访时间为 9 年零 7 个月,平均随访时间为(3.71±2.21)年。

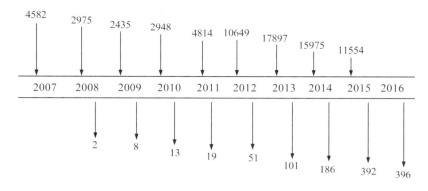

图 5-2　队列设计框架

本研究的终点事件是脑卒中,包括缺血性卒中(ischemic stroke,IS)和脑内出血(intracerebral hemorrhage,ICH),首次诊断脑卒中(包括脑卒中死亡诊断)被定义为本研究的结局事件。病例来源有两部分,一部分是 2001 年 1 月 11 日建立的,来自山东省劳动和社会保障部的山东省基本医疗保险数据库;另一部分是山东省疾病预防控制中心登记的居民全死因数据库。失访、死于其他疾病或意外事件和最后一次随访时存活且无脑卒中事件发生者被定义为生存分析中的删失事件。

本研究在进行预测模型研究时考虑了竞争风险的影响。对于卒中的竞争事件,其定义为非脑卒中死亡,即死于其他疾病或意外事件。脑卒中的竞争事件信息从死因登记数据库中获得。脑卒中病例的定义为缺血性卒中和脑内出血,短暂性脑出血发作(TIA)在本研究中暂不考虑。研究截止日期为 2016 年 9 月 14 日,研究方案由山东大学公共卫生学院伦理委员会批准,所有参与者均签署了书面知情同意书。

（二）测量指标

基线测量指标包括问卷调查、人体测量学指标测定和实验室指标的检测，指标如表 5-14 所示。其中，体重指数（BMI）的定义为体重（单位为 kg）除以身高（单位为 m）的平方。血压的测量为在坐位静息 5 min 后，在右臂上测量收缩压（SBP）和舒张压（DBP）两次，计算两次测量的平均值作为血压值。血液指标的检测为，在至少 12 h 过夜禁食后，进行血液样品的采集，并按照标准方法检测血常规、血生化、尿常规、尿生化、血脂等指标。本研究纳入的指标为红细胞计数（RBC）、白细胞计数（WBC）、血红蛋白（HB）、血细胞比容（HCT）、血小板计数（PLT）、空腹血糖（FBG）、总胆固醇（TC）、三酰甘油、高密度脂蛋白（HDL）、低密度脂蛋白（LDL）、血清肌酐（SCR）、总胆红素（TBIL）、尿酸（UA）、人血白蛋白（ALB）和血清球蛋白（GLO）。另外，笔者应用公式估计了肾小球滤过率（GFR），采用的公式为 CKD-EPI 肌酐方程。对于生活行为因素，笔者定义吸烟为当前吸烟者和非当前吸烟者，定义饮酒为当前饮酒者和非当前饮酒者。冠心病史的定义为经医师诊断的冠心病史。高血压被定义为具有医师诊断的高血压史，或平均收缩压不低于140 mmHg，或平均舒张压不低于 90 mmHg。糖尿病被定义为具有医师诊断的糖尿病史或空腹血浆葡萄糖不低于 7.0 mmol/L（126 mg/dL）。

表 5-14　　　　　　　　脑卒中监测队列的主要基线信息

| 变量 | | 英文表示 | 单位或赋值 |
|---|---|---|---|
| 人口学信息 | 年龄 | age | 岁 |
| | 性别 | sex | 1:男性；2:女性 |
| 人体测量学指标 | 身高 | height | m |
| | 体重 | weight | kg |
| | 收缩压 | SBP | mmHg |
| | 舒张压 | DBP | mmHg |

**续表**

| 变量 | | 英文表示 | 单位或赋值 |
|---|---|---|---|
| 疾病史 | 高血压史 | history of hypertension | — |
| | 糖尿病史 | history of diabetes | — |
| | 冠心病史 | history of CHD | — |
| | 脑卒中史 | history of stroke | — |
| 行为生活方式 | 吸烟 | smoking | — |
| | 饮酒 | drinking | — |
| 血生化指标 | 空腹血糖 | FBG | mmol/L |
| | 总胆固醇 | TC | mmol/L |
| | 高密度脂蛋白 | HDL | mmol/L |
| | 低密度脂蛋白 | LDL | mmol/L |
| | 三酰甘油 | TG | mmol/L |
| | 谷丙转氨酶 | ALT | mmol/L |
| | 总胆红素 | TBIL | mmol/L |
| | 尿酸 | UA | mmol/L |
| | 肌酐 | SCR | mmol/L |
| | 白蛋白 | ALB | mmol/L |
| | 球蛋白 | GLO | mmol/L |
| | 尿素氮 | BUN | mmol/L |
| 血常规指标 | 红细胞计数 | RBC | $\times 10^{12}$/L |
| | 白细胞计数 | WBC | $\times 10^{9}$/L |
| | 血红蛋白 | HB | g/L |
| | 红细胞比容 | HCT | % |
| | 血小板计数 | PLT | $\times 10^{9}$/L |
| | 血小板压积 | PCT | % |

续表

| 变量 | | 英文表示 | 单位或赋值 |
|---|---|---|---|
| 衍生变量 | 体重指数 | BMI | — |
| | 总胆固醇/高密度脂蛋白 | TC/HDL-C | — |
| | 三酰甘油/高密度脂蛋白 | TG/HDL-C | — |
| | 低密度脂蛋白/高密度脂蛋白 | LDL-C/HDL-C | — |
| | 三酰甘油/BMI | TG/BMI | — |

（三）统计分析

计算脑卒中的发病率和发病密度,其中,分母的单位为人·年,其计算方式为:从基线体检开始,到卒中发生、死亡发作或者随访结束(2016 年 9 月 14 日)的持续时间。对基线各变量进行描述性分析,定量变量使用均数±标准差描述,分类变量使用率或构成比表示。根据是否发生脑卒中,分为脑卒中组(缺血性脑卒中和出血性脑卒中组)和正常组,组间比较采用的方法是 $t$ 检验(连续变量)和卡方检验(分类变量)。进而基于血脂四项(TG、TC、HDL-C、LDL-C)和 BMI 五项指标的生理生化机制,构建新的组合指标(TG/HDL-C、TC/HDL-C、LDL-C/HDL-C 和 TG/BMI),并探讨这些组合指标是否能够增加脑卒中的预测效果。

关于脑卒中的预测因子,在报告问卷中,笔者考虑的卒中预测因子为吸烟、饮酒和冠心病史;人体测量学指标中,笔者关心的指标为 BMI、SBP、DBP;生化检查中,笔者关心的是 FBG、TC、TG、HDL、LDL、TBIL、UA、SCR、ALB、GLO、BUN、HB、HCT、WBC、RBC、PLT、PCT。同时,基于上述指标,笔者定义了 GFR、高血压和糖尿病,上述指标均作为卒中的候选预测因子。笔者应用 Cox 比例风险模型来计算年龄和性别调整后的每个候选预测物的 OR 值和显著性,帮助筛选预测指标。然后,将上述步骤发现的单因素有意义的预测因子作为候选变量,采用多因素 Cox 比例风险模型,通过向后消除法来选择卒中的独立预测因子。

基于 Fine-Gray 部分分布竞争风险模型,构建脑卒中风险预测模型。笔者使用 R 软件中的"cmprsk"和"survival"两个软件包来拟合部分分布风险模型,进行脑卒中险的预测。Fine-Gray 预测模型可以在考虑竞争风险的前提下，估计每个因素的危险比（HR）和 95％置信区间（95％CI）。

笔者应用校准和辨别准确率两个指标来评估脑卒中预测模型的表现，估计了每个个体在整个随访持续时间（2016 年 9 月 14 日结束）期间的脑卒中预测风险，并使用观察到的风险与预测风险的比率（O/E 比）来评估校准；使用 ROC 曲线下的面积（AUC）来估计预测模型的辨别准确度。

上述分析除部分分布风险模型外，均采用 SAS 统计软件（9.4 版本）来进行，部分分布风险模型应用了 R 软件（3.3.2 版本）来进行。

## 二、研究结果

表 5-12 展示了脑卒中队列的基线特征，括号内为百分比。本研究共纳入研究对象 73829 人，年龄 20～80 岁，其中男性 42172 人，年龄（39.21±12.96）岁，女性 31657 人，年龄（39.59±13.56）岁。其中，1.59％的人有冠心病史，19.64％的人有高血压，5.26％的人有糖尿病，8.50％的人是吸烟者，9.04％的人是饮酒者。其他生物标志物的平均值和方差也列在表 5-15 中。除 TBIL、RBC、PCT 和饮酒外，所有特征在卒中和非卒中组之间有显著性差异（$p < 0.05$）。

表 5-15 　　　　　　　　　　脑卒中队列的基线特征

| 变量 | 总队列<br>（$n = 73829$） | 脑卒中组<br>（$n = 1168$） | 非脑卒中组<br>（$n = 72661$） | $p$ 值 |
|---|---|---|---|---|
| 年龄/岁 | 39.37(13.22) | 58.69(12.64) | 39.06(13.00) | <0.0001 |
| 男性/$n$ | 42172(57.12) | 772(66.10) | 41400(56.98) | <0.0001 |
| 收缩压/mmHg | 125.34(17.76) | 141.76(22.17) | 125.07(17.55) | <0.0001 |
| 舒张压/mmHg | 77.01(12.32) | 83.76(14.92) | 76.89(12.24) | <0.0001 |
| 体重指数/(kg/m²) | 24.42(3.89) | 25.98(3.51) | 24.4(3.89) | <0.0001 |
| FBG/(mmol/L) | 5.36(1.29) | 6.09(2.03) | 5.35(1.27) | <0.0001 |
| TC/(mmol/L) | 4.87(0.95) | 5.16(1.01) | 4.86(0.95) | <0.0001 |
| HDL/(mmol/L) | 1.35(0.31) | 1.32(0.32) | 1.35(0.31) | 0.0022 |
| LDL/(mmol/L) | 2.82(0.76) | 3.02(0.83) | 2.82(0.75) | <0.0001 |
| TG/(mmol/L) | 1.54(1.46) | 1.81(1.56) | 1.54(1.46) | <0.0001 |

续表

| 变量 | 总队列<br>（$n=73829$） | 脑卒中组<br>（$n=1168$） | 非脑卒中组<br>（$n=72661$） | $p$ 值 |
|---|---|---|---|---|
| TBIL/（mmol/L） | 12.37(6.15) | 12.5(5.55) | 12.36(6.16) | 0.4138 |
| UA/（mmol/L） | 313.74(87.16) | 320.4(89.79) | 313.64(87.11) | 0.0307 |
| CREA/（mmol/L） | 58.31(13.87) | 60.55(14) | 58.28(13.87) | ＜0.0001 |
| ALB/（mmol/L） | 47.56(3.61) | 46.21(3.55) | 47.58(3.61) | ＜0.0001 |
| GLO/（mmol/L） | 26.7(4.07) | 27.71(4.3) | 26.68(4.07) | ＜0.0001 |
| BUN/（mmol/L） | 5.16(1.33) | 5.53(1.44) | 5.15(1.33) | ＜0.0001 |
| HB/（g/L） | 142.68(15.97) | 145.26(14.01) | 142.65(15.99) | ＜0.0001 |
| WBC/（$\times 10^9$/L） | 6.29(2.28) | 6.53(1.73) | 6.29(2.29) | 0.0003 |
| HCT/％ | 43.45(4.53) | 44.35(4.1) | 43.43(4.53) | ＜0.0001 |
| RBC/（$\times 10^{12}$/L） | 4.82(0.48) | 4.84(0.46) | 4.82(0.48) | 0.2775 |
| PLT/（$\times 10^9$/L） | 251.27(59.04) | 246.5(64.95) | 251.33(58.96) | 0.0456 |
| PCT/％ | 0.23(0.05) | 0.22(0.06) | 0.23(0.05) | 0.0560 |
| GFR/[mL/（min·1.73 m²）] | 89.33(14.32) | 79.21(14.69) | 89.49(14.26) | ＜0.0001 |
| 冠心病史 | 1177(1.59) | 137(11.73) | 1040(1.43) | ＜0.0001 |
| 高血压 | 14497(19.64) | 647(55.39) | 13850(19.06) | ＜0.0001 |
| 糖尿病 | 3881(5.26) | 229(19.61) | 3652(5.03) | ＜0.0001 |
| 血脂异常 | 15391(20.85) | 441(37.76) | 14950(20.57) | ＜0.0001 |
| 吸烟 | 6279(8.5) | 149(12.76) | 6130(8.44) | ＜0.0001 |
| 饮酒 | 6673(9.04) | 119(10.19) | 6554(9.02) | 0.1671 |

注：连续变量应用均值（标准差）表示，分类变量应用频数（百分比）表示。RBC 为红细胞计数；WBC 为白细胞计数；HB 为血红蛋白；HCT 为血细胞比容；PLT 为血小板计数；FBG 空腹血糖；TC 为总胆固醇；TG 为三酰甘油；HDL 为高密度脂蛋白；LDL 为低密度脂蛋白；CREA 为血清肌酐；ALT 为谷丙转氨酶；TBIL 为总胆红素；UA 为尿酸；ALB 为人血白蛋白；GLO 为血清球蛋白；BUN 为血尿素氮；GFR 为肾小球滤过率。

表 5-16 所示是血脂指标的基线特征描述，结果显示，脑卒中组的 TG、TC、LDL-C 高于正常组，而 HDL-C 低于正常组，差异具有统计学意义（$p<$0.05），表明 TG、TC、LDL-C 是脑卒中发生的危险因素，而 HDL-C 是脑卒中

发生的保护因素。对于血脂比值指标,脑卒中组的 TC/HDL-C、TG/HDL-C、LDL-C/HDL-C、TG/BMI 均高于正常组,差异具有统计学意义($p<0.05$)。

表 5-16         血脂指标的基线特征及其比较

| 变量 | | 未发生脑卒中组<br>($n=72661$) | 缺血性脑卒中组<br>($n=909$) | 出血性脑卒中组<br>($n=259$) | $p$ 值 |
|---|---|---|---|---|---|
| 血脂指标 | TG/(mmol/L) | $1.54\pm1.46$ | $1.80\pm1.53$ | $1.88\pm1.69$ | $<0.0001$ |
| | TC/(mmol/L) | $4.86\pm0.95$ | $5.15\pm0.99$ | $5.19\pm1.06$ | $<0.0001$ |
| | HDL-C/(mmol/L) | $1.35\pm0.31$ | $1.33\pm0.32$ | $1.29\pm0.29$ | $0.0020$ |
| | LDL-C/(mmol/L) | $2.82\pm0.75$ | $3.02\pm0.82$ | $3.06\pm0.86$ | $<0.0001$ |
| 血脂比值 | TC/HDL-C | $1.31\pm1.76$ | $1.53\pm1.70$ | $1.58\pm1.51$ | $<0.0001$ |
| | TG/HDL-C | $3.79\pm1.64$ | $4.07\pm1.09$ | $4.18\pm1.07$ | $<0.0001$ |
| | LDL-C/HDL-C | $2.19\pm0.77$ | $2.38\pm0.77$ | $2.46\pm0.80$ | $<0.0001$ |
| | TG/BMI | $0.06\pm0.05$ | $0.07\pm0.06$ | $0.07\pm0.06$ | $<0.0001$ |

运用 Cox 回归模型计算各项血脂指标的危险比(HR),结果如表 5-17 所示。在调整了年龄、性别后(模型一),TG、TC、LDL-C、HDL-C 对于脑卒中的 HR 分别为 1.19、1.19、1.14 和 0.87($p<0.05$)。进一步调整吸烟、饮酒、冠心病、高血压后(模型二),TG、TC、LDL-C 对于脑卒中的 HR 变为 1.17、1.09、1.04 和 0.93,TG、TC、HDL-C 是脑卒中发生的独立危险因素。对于血脂比值指标,TG/HDL-C、TC/HDL-C 和 LDL-C/HDL-C 对于脑卒中的 HR 分别为 1.14、1.23、1.20(模型一),进一步调整吸烟、饮酒、冠心病、高血压后(模型二),HR 值变为 1.14、1.14、1.09,TC/HDL-C、LDL-C/HDL-C 对于脑卒中的 HR 高于单个血脂指标,在缺血性脑卒中和出血性脑卒中模型中也均为血脂比值 HR 高于单个指标,提示比起单个血脂指标,血脂指标比值与脑卒中发生的关联性更强,可能是脑卒中更好的预测因子。

表5-17 血脂指标和血脂比值对脑卒中发生的风险比及95%可信区间(HR,95%CI)

| | 脑卒中 | | 缺血性脑卒中 | | 出血性脑卒中 | |
| --- | --- | --- | --- | --- | --- | --- |
| | 模型一 | 模型二 | 模型一 | 模型二 | 模型一 | 模型二 |
| 血脂指标 | | | | | | |
| TG/(mmol/L) | 1.18(1.12~1.24) | 1.17(1.11~1.23) | 1.17(1.11~1.24) | 1.17(1.10~1.24) | 1.19(1.07~1.32) | 1.20(1.08~1.33) |
| TC/(mmol/L) | 1.11(1.04~1.19) | 1.12(1.04~1.20) | 1.09(1.01~1.18) | 1.09(1.01~1.18) | 1.19(1.03~1.37) | 1.21(1.05~1.40) |
| HDL-C/(mmol/L) | 0.91(0.85~0.97) | 0.92(0.86~0.98) | 0.92(0.85~0.99) | 0.93(0.86~1.00) | 0.87(0.75~1.01) | 0.88(0.76~1.02) |
| LDL-C/(mmol/L) | 1.06(0.99~1.13) | 1.06(0.99~1.14) | 1.04(0.96~1.12) | 1.04(0.96~1.12) | 1.14(0.99~1.31) | 1.15(1.00~1.33) |
| BMI | 1.15(1.10~1.19) | 1.14(1.10~1.19) | 1.14(1.09~1.20) | 1.14(1.08~1.20) | 1.16(1.08~1.25) | 1.16(1.08~1.25) |
| 血脂比值 | | | | | | |
| TG/HDL-C | 1.14(1.09~1.20) | 1.14(1.09~1.19) | 1.14(1.09~1.21) | 1.14(1.08~1.2) | 1.14(1.03~1.26) | 1.14(1.04~1.26) |
| TC/HDL-C | 1.17(1.10~1.24) | 1.16(1.09~1.24) | 1.15(1.07~1.24) | 1.14(1.07~1.23) | 1.23(1.09~1.39) | 1.23(1.09~1.39) |
| LDL-C/HDL-C | 1.12(1.05~1.19) | 1.11(1.04~1.19) | 1.10(1.02~1.18) | 1.09(1.01~1.18) | 1.20(1.05~1.37) | 1.20(1.05~1.37) |
| TG/BMI | 1.16(1.10~1.22) | 1.15(1.10~1.21) | 1.15(1.09~1.22) | 1.15(1.08~1.22) | 1.17(1.05~1.30) | 1.17(1.06~1.30) |

注:模型一调整了年龄、性别,模型二调整年龄、性别、吸烟、饮酒、冠心病、高血压。

　　将血脂比值和相应的单个血脂指标放在一个 Cox 回归模型中,比较 Cox 回归模型的标准偏回归系数,结果表明,TC/HDL-C 对缺血性脑卒中的发生较单纯 TC 和 HDL 的作用更大,TC、HDL 和 TC/HDL-C 的标准偏回归系数分别为 0.008、0.016 和 0.099。TG/HDL 对脑卒中、缺血性脑卒中和出血性脑卒中的发生较单纯 TG 和 HDL 的作用更大,TG、HDL、TG/HDL对脑卒中的标准偏回归系数分别为 0.047、0.044 和 −0.185,对缺血性脑卒中的标准偏回归系数分别为 0.025、0.049 和 −0.115,对出血性脑卒中的标准偏回归系数分别为 0.041、0.034 和 −0.217。LDL-C/HDL-C 对脑卒中的发生较单纯 HDL 和 LDL 的作用更大,HDL、LDL、HDL/LDL 对脑卒中的标准偏回归系数分别为 −0.066、0.035 和 0.149,对缺血性脑卒中的标准偏回归系数分别为 −0.098、0.060 和 0.172。TG/BMI 对脑卒中和缺血性脑卒中发生较单纯 TG 和 BMI 的作用更大,TG、BMI、TG/BMI 对脑卒中的标准偏回归系数分别为 −0.027、0.075 和 0.108,对缺血性脑卒中的标准偏回归系数分别为 −0.028、0.069 和 0.107(见表 5-18)。

表5-18　血脂比值与单个血脂指标对脑卒中发生风险的标准偏回归系数比较

| | 脑卒中 | | | 缺血性脑卒中 | | | 出血性脑卒中 | | |
|---|---|---|---|---|---|---|---|---|---|
| | 偏回归系数 | 标准偏回归系数 | p值 | 偏回归系数 | 标准偏回归系数 | p值 | 偏回归系数 | 标准偏回归系数 | p值 |
| TC | 0.086 | 0.044 | 0.3651 | 0.015 | 0.008 | 0.8852 | 0.392 | 0.201 | 0.0850 |
| HDL-C | −0.135 | −0.020 | 0.7082 | 0.105 | 0.016 | 0.7859 | −1.212 | −0.181 | 0.1800 |
| TC/HDL-C | 0.120 | 0.069 | 0.2279 | 0.173 | 0.099 | 0.1043 | −0.138 | −0.079 | 0.5840 |
| TG | 0.059 | 0.047 | 0.0177 | 0.032 | 0.025 | 0.2962 | 0.052 | 0.041 | 0.3194 |
| HDL-C | 0.294 | 0.044 | 0.0833 | 0.330 | 0.049 | 0.0816 | 0.228 | 0.034 | 0.5259 |
| TG/HDL-C | −0.341 | −0.185 | <0.0001 | −0.212 | −0.115 | 0.0133 | −0.400 | −0.217 | 0.0174 |
| LDL-C | −0.161 | −0.066 | 0.3203 | −0.240 | −0.098 | 0.1787 | 0.217 | 0.089 | 0.5393 |
| HDL-C | 0.235 | 0.035 | 0.5362 | 0.401 | 0.060 | 0.3375 | −0.563 | 0.084 | 0.5122 |
| LDL-C/HDL-C | 0.383 | 0.149 | 0.0515 | 0.442 | 0.172 | 0.042 | 0.051 | 0.020 | 0.9051 |
| TG | −0.034 | −0.027 | 0.8281 | −0.035 | −0.028 | 0.8423 | 0.036 | 0.029 | 0.9030 |
| BMI | 0.036 | 0.075 | 0.0007 | 0.033 | 0.069 | 0.0043 | 0.037 | 0.078 | 0.0204 |
| TG/BMI | 3.745 | 0.108 | 0.3679 | 3.696 | 0.107 | 0.4238 | 1.937 | 0.056 | 0.8088 |

　　基于上述研究结果,笔者遍历了脑卒中其他危险因素,如表 5-19 所示,老年人、男性、冠心病患者、高血压和糖尿病患者容易发生脑卒中,SBP、DBP、FBG、BMI、UA、GLO、BUN、WBC、HB、RBC、PLT、PCT 和脑卒中发生正相关,且均有统计学意义。此外,在调整了年龄和性别之后,多个因素与缺血性脑卒中和出血性脑卒中显著相关,将用于缺血性脑卒中和出血性脑卒中候选预测指标的进一步筛选。

表 5-19　　　　　　　　　脑卒中危险因素分析(HR,95%CI)

| 变量 | 脑卒中 | 缺血性脑卒中 | 出血性脑卒中 |
|---|---|---|---|
| 年龄 | 1.10(1.10～1.10) | 1.10(1.10～1.10) | 1.10(1.10～1.12) |
| 性别 | 0.66(0.59～0.75) | 0.76(0.66～0.87) | 0.40(0.30～0.53) |
| SBP | 1.22(1.16～1.29) | 1.18(1.11～1.26) | 1.38(1.24～1.53) |
| DBP | 1.32(1.25～1.40) | 1.31(1.22～1.40) | 1.39(1.22～1.57) |
| BMI* | 1.16(1.11～1.20) | 1.15(1.10～1.20) | 1.17(1.09～1.25) |
| FBG* | 1.17(1.12～1.21) | 1.12(1.07～1.17) | 1.28(1.21～1.35) |
| TBIL* | 0.99(0.93～1.06) | 1.01(0.96～1.07) | 0.9(0.77～1.05) |
| UA* | 1.09(1.01～1.18) | 1.09(1.00～1.20) | 1.09(0.92～1.29) |
| SCR* | 0.96(0.88～1.04) | 0.92(0.84～1.01) | 1.04(0.94～1.14) |
| ALB* | 1.06(0.99～1.13) | 1.06(0.98～1.14) | 1.09(0.95～1.25) |
| GLO* | 1.05(1.00～1.12) | 1.02(0.95～1.09) | 1.18(1.05～1.33) |
| BUN* | 1.08(1.02～1.14) | 1.06(0.99～1.13) | 1.13(1.01～1.25) |
| HB* | 1.13(1.01～1.26) | 1.18(1.04～1.33) | 0.93(0.73～1.19) |
| WBC* | 1.04(1.02～1.05) | 1.03(1.01～1.06) | 1.04(1.01～1.07) |
| HCT* | 1.07(0.97～1.18) | 1.09(0.98～1.22) | 0.99(0.80～1.23) |
| RBC* | 1.12(1.03～1.23) | 1.12(1.01～1.24) | 1.13(0.92～1.38) |
| PLT* | 1.16(1.08～1.24) | 1.14(1.06～1.23) | 1.23(1.05～1.43) |
| PCT* | 1.08(1.00～1.17) | 1.07(0.98～1.16) | 1.15(0.98～1.36) |
| GFR* | 1.05(0.95～1.15) | 1.09(0.98～1.21) | 0.89(0.73～1.09) |
| 冠心病史 | 1.45(1.20～1.75) | 1.47(1.19～1.82) | 1.38(0.92～2.06) |
| 高血压 | 1.72(1.52～1.95) | 1.61(1.40～1.85) | 2.19(1.68～2.86) |
| 糖尿病 | 1.65(1.43～1.92) | 1.42(1.19～1.69) | 2.57(1.95～3.4) |

续表

| 变量 | 脑卒中 | 缺血性脑卒中 | 出血性脑卒中 |
|------|--------|--------------|--------------|
| 血脂异常 | 1.35(1.20~1.52) | 1.33(1.16~1.53) | 1.42(1.10~1.82) |
| 吸烟 | 1.33(1.11~1.59) | 1.47(1.20~1.79) | 0.97(0.65~1.44) |
| 饮酒 | 1.05(0.86~1.27) | 1.20(0.97~1.50) | 0.62(0.39~1.00) |

注:右上角带"＊"号者,HR 值表示为升高一个标准差的风险。

通过遍历脑卒中风险因子的不同组合,最终发现:

(1)包含年龄、性别、TG/HDL、PLT、冠心病史、高血压和糖尿病 7 个风险因子的脑卒中预测模型效果最佳,模型的 O/E 比为 1.018,ROC 曲线下面积(AUC)为 83.82%。

(2)包含年龄、TG/HDL、PLT、冠心病史、高血压、糖尿病和吸烟 7 个风险因子的缺血性脑卒中预测模型效果最佳,模型的 O/E 比为 1.008,ROC 曲线下面积(AUC)为 82.96%。

(3)包含年龄,性别,高血压和糖尿病 4 个风险因子的出血性脑卒中预测模型效果最佳,模型的 O/E 比为 0.977,ROC 曲线下面积(AUC)为 90.27%。

应用 Fine-Gray 模型预测脑卒中(非脑卒中死亡为竞争事件)的情况如表 5-20 所示。

表 5-20　应用 Fine-Gray 模型预测脑卒中(非脑卒中死亡为竞争事件)

| 预测因素 | 脑卒中 | | 缺血性脑卒中 | | 出血性脑卒中 | |
|----------|--------|--------|--------------|--------|--------------|--------|
| | HR | $p$ 值 | HR | $p$ 值 | HR | $p$ 值 |
| 年龄 | 1.087 | <0.001 | 1.090 | <0.001 | 1.091 | <0.001 |
| 女性 | 0.692 | <0.001 | — | — | 0.436 | <0.001 |
| TG/HDL | 1.074 | <0.001 | 1.070 | <0.001 | — | — |
| PLT | 1.002 | 0.002 | 1.000 | 0.029 | — | — |
| 冠心病史 | 1.542 | 0.003 | 1.620 | 0.002 | — | — |
| 高血压 | 1.809 | <0.001 | 1.720 | <0.001 | 2.039 | <0.001 |
| 糖尿病 | 1.452 | <0.001 | 1.270 | 0.053 | 2.326 | <0.001 |
| 吸烟 | — | — | 1.440 | <0.001 | — | — |

脑卒中（Stroke）、缺血性卒中（IS）、出血性卒中（ICH）预测模型的 ROC 分析如图 5-4 所示。

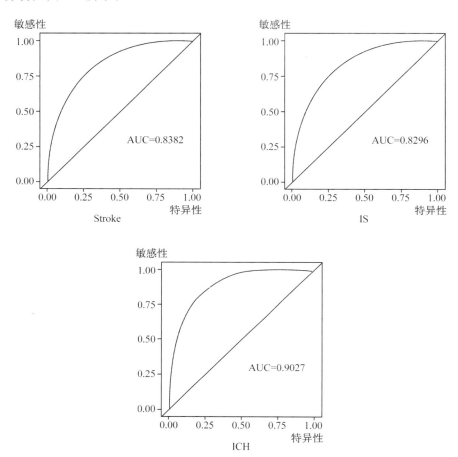

图 5-4　脑卒中（Stroke）、缺血性卒中（IS）、出血性卒中（ICH）预测模型的 ROC 分析

## 三、讨论

本研究针对中国城市健康管理人群，采用不同的风险预测指标组合方式，致力于建立脑卒中、缺血性脑卒中和出血性脑卒中的最佳预测模型。结合之前的研究结果，脑卒中的危险因素包括年龄、性别、高血压、糖尿病、血脂异常、冠心病、肥胖、吸烟、饮酒和缺乏体力活动等。其中，脑卒中发生最

基础的机制是炎症通路和动脉粥样硬化,二者在脑卒中的发生、发展和预后转归中起着重要作用。在这些危险因素中,吸烟、血脂异常和高血压是中国发生流行率最高的脑卒中危险因素。高血压是所有类型的脑卒中里最重要的危险因素,其人群归因危险度最高,达到34.6%。在本研究中笔者发现,年龄、性别、TG、PLT、高血压、糖尿病和冠心病史是与脑卒中发生相关的独立预测因素。

除了脑卒中的传统危险因素以外,动脉粥样硬化一直被认为是脑卒中的重要原因,而血脂异常与动脉粥样硬化的发生密切相关。基础研究认为,高水平的 TC 能使脂质沉积,可能导致动脉狭窄,从而引起脑卒中的发生;TG 增高可促使中密度脂蛋白和小颗粒 LDL 形成,易积聚在内膜下导致粥样硬化;LDL-C 可促使胆固醇在巨噬细胞内堆积形成泡沫细胞,是导致动脉粥样硬化的主要脂蛋白;HDL-C 常被称为"保护脂蛋白",其在体内的主要作用为将外周多余的胆固醇运输回肝脏进行代谢,故可降低外周胆固醇的含量,降低动脉粥样硬化的风险。

大量流行病学研究致力于探索血脂异常与脑卒中发生的关系。大多数研究认为,TC、TG、LDL-C 是脑卒中发生的危险因素。比如,韩国的前瞻性队列研究显示,TC 与缺血性脑卒中有显著的线性关系(HR＝4.54,95％CI为 3.07～6.70),从而认为 TC 水平的升高是脑卒中的独立危险因素。一些大型队列研究对不同 HDL 水平的患者进行了比较,结果多数研究均显示血清 HDL-C 水平与缺血性脑卒中呈显著的负相关,HDL 水平是脑卒中发生的重要保护因子。同时,也有研究认为 TG 升高和 HDL 与脑卒中发生并无相关性。笔者的研究结果表明,在健康管理人群中,TC、TG、LDL-C 是脑卒中发生的重要危险因素,HDL-C 是脑卒中发生的重要保护因素,与之前的研究结果基本一致。

近年来,对血脂比值的研究逐渐深入,关于 TC/HDL-C、HDL-C/TG、LDL-C/HDL-C 预测冠心病、糖尿病、慢性肾病等慢性疾病的研究逐渐增多,且大部分研究认为血脂比值对心脑血管疾病的预测能力优于单个血脂指标。国外有学者在1983 年首次使用血脂比值指标评价了冠心病发病风险,并指出其预测能力优于独立指标。之后,陆续有研究证实 LDL-C/HDL-C、TC/HDL-C 的水平与冠状动脉损伤有关。1997 年,有研究首次提出

TG/HDL-C是心肌梗死的独立预测因子，其预测能力优于其他血脂比值指标。2010年，《循环》（Circulation）杂志发表的一篇综述性文章指出，LDL-C/HDL-C的值大于2时与冠状动脉斑块形成有关；进一步对101名2型糖尿病患者进行研究发现，LDL-C/HDL-C是冠状动脉狭窄和斑块形成的独立预测因子。荟萃分析显示，在血脂的各个指标中，TC与HDL的比值（TC/HDL）较任何一个单个的血脂指标更能提供相关信息，与血管事件的关系更加紧密，是预测缺血性心脏病死亡率的最有力指标，其可能的机制是，随着TG/HDL-C的升高，LDL-C颗粒会逐渐变小而加剧冠状动脉粥样硬化的发生和恶化，故血脂指标的比值可以综合反映"好血脂"（如HDL-C）和"坏血脂"（如TG、LDL-C）在个体体内的水平是否平衡。本研究的结果显示，TC/HDL-C、HDL-C/TG、LDL-C/HDL-C是脑卒中的重要危险因素，且其标准偏回归系数明显大于独立指标，提示血脂比值与脑卒中发生的关联性更强，可能是脑卒中更好的独立预测因子。

关于脑卒中的其他危险因素，大量研究已经证明了年龄、性别、高血压、糖尿病、血脂异常、冠心病与卒中发生的关联，且这些指标作为卒中的预测因子已经出现在了多个卒中预测模型中。血小板计数（PLT）是笔者新发现的卒中预测因子，在机理上，血小板在动脉粥样硬化病变的发展中起重要作用，并与血栓形成的激活和发展密切相关，且血小板水平在脑卒中的发展和治疗中起着重要的作用。血小板已被确定为卒中和心肌梗死的独立危险因素，是独立于年龄、性别、高血压和血红蛋白A1c的脑卒中预测指标。

关于卒中预测模型，之前仅有少数应用中国人群开发的脑卒中预测模型，如1983～1994年开发过一个相关模型，并在1992～1994年进行了验证，模型的预测指标为年龄、性别、高血压、TC、BMI、吸烟、糖尿病，样本量为9903人。另一项脑卒中预测模型是在我国台湾人群中开发的，样本量只有3513人。由于这两项研究的样本量都相对较小，再加上中国人群的卒中危险因素的流行状况在最近10年发生了非常显著的变化，因此非常有必要开发新的脑卒中预测模型，以评估中国人群卒中的预测风险。

本研究在开发卒中预测模型的过程中考虑了竞争风险的作用。目前在世界上所有的卒中预测模型研究中，只有一个用于预测缺血性脑卒中和出血性脑卒中的预测模型考虑了竞争风险的作用。由于忽略了竞争风险的存在,因此很有可能导致对结局事件的发生率出现估计偏差,并且对预测变量和结果之间的关联性的估计不正确。在本研究中,笔者没有使用传统的 Cox 回归模型,而是使用部分分布模型(Fine-Gray 模型)来开发脑卒中的预测模型,以充分考虑竞争风险的存在对结局事件的影响。笔者的模型表现相对很好,无论是校准的结果还是辨别准确性的结果,笔者开发的脑卒中、缺血性脑卒中和出血性脑卒中的预测模型都是比较好的,提示笔者的研究对于识别脑卒中高风险个体,提高对脑卒中的初级预防有很大帮助。

本研究的优点包括其样本量较大,采用了前瞻性设计,充分考虑了潜在的卒中预测因子,并在建模过程中将非卒中死亡作为卒中预测的竞争风险。通过本研究,笔者构建了中国健康管理人群出血性脑卒中的风险预测模型,填补了中国人群出血性脑卒中预测模型的空白;针对中国健康管理人群的特殊性,构建了其包含出血性脑卒中和缺血性脑卒中的风险预测模型;针对中国健康管理人群的特殊性,修正了脑卒中预测因子,构建了适宜的缺血性脑卒中预测模型,显著提高了预测效果。

本研究的不足之处是,在上述构建的三个脑卒中预测模型中,尚未纳入遗传因子、体力活动信息、抗高血压药物治疗信息等,进一步的研究将纳入更多的预测因子,提高预测效果。另外,所构建的三个脑卒中预测模型仅适用于中国城市健康管理人群,在推广到其他人群中时需慎重。

## 第四节　预测风险结果及个性化干预的可视化

### 一、风险预测结果的可视化展示

在健康医疗大数据平台的驱动下,笔者在 Hadoop、MongoDB 和 Storm 云环境下,采用 R 云计算(R for cloud computing)编程,创建了"山大-康评"健康/疾病风险评估与个性化干预的大数据云平台。依托该平台,将上述各风险指标组合应用,编制了风险结果展示软件,并将上述疾病风险预测结果实时在线展示。这种展示借助互联网、物联网和云计算技术,实现了多种通道访问(包括互联网、移动互联网、PC、PAD、手机智能设备),采取了多种展示方式的服务模式创新。

　　将绝对风险、终身风险、超额绝对风险、相对绝对风险组合应用，可以提取具有健康管理学意义的信息，包括以下几点：

　　（1）使用绝对风险（或终身风险）使被咨询者知晓因暴露这些危险因素在未来某特定时间或剩余寿命内某结局（如脑卒中）发生的绝对危险性大小；使用超额绝对风险使个体知晓因暴露这些危险因素的绝对危险较群体中同龄人平均绝对危险的超额负担；使用相对绝对风险使个体知晓因暴露这些危险因素的绝对危险是群体中同龄人平均绝对危险的多少倍，其有利于中青年人群及早认识到自己潜在的患病风险，从而及早预防。

　　（2）权衡干预风险因子的代价和可能带来的收益，使其做出预防决策。

　　（3）指导干预试验设计（估算样本量和观察期限）。

　　（4）评估因改善某危险因素对群体中某结局疾病（如冠心病）绝对风险减少的效应。

　　（5）帮助确定高危个体，权衡采取个性化干预的适宜性。

　　（6）协助决策者合理安排和使用有限的公共卫生资源。

　　图 5-6 和表 5-21 所示是以一位 61 岁男性个体的冠心病风险预测，其展示的内容为风险评估指标及其可视化结果。其中，图 5-6a 展示了其未来 5年冠心病的发病风险水平，该图的横轴表示年龄，纵轴为发病的评估风险；图 5-6b 是对风险等级的界定；表 5-21 所示是危险因素状况。

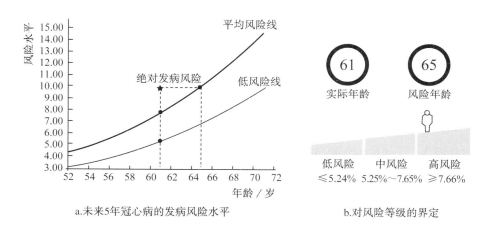

图 5-6　一位 61 岁男性个体的冠心病风险预测的风险评估指标及其可视化结果

表 5-21　　　　　　　　　　　　　危险因素状况

| 危险因素 | 目前状态 | 理想目标 |
|---|---|---|
| 收缩压 | 164 mmHg | 90～120 mmHg |
| 体重指数 | 26.23 kg/m² | 参考范围：18.5～23.9 kg/m² |
| 高密度脂蛋白胆固醇 | 1.34 mmol/L | 参考范围：0.91～1.82 mmol/L |
| 吸烟 | 吸烟 | 不吸烟 |
| 空腹血糖 | 5.47 mmol/L | 参考范围：3.9～6.1 mmol/L |
| 总胆固醇 | 5.15 mmol/L | 参考范围：2.9～5.5 mmol/L |

在图 5-6a 中,上面的曲线代表各年龄人群未来 5 年冠心病发病风险的平均值变化趋势(理论上近似等于队列中各年龄别累积发病率),其意义是人群年龄别平均基准风险,是界定个体发病风险等级的参考;下面的曲线代表各年龄人群未来 5 年冠心病发病风险的低风险水平变化趋势,其意义是人群年龄别理想风险水平,是将各预测因子的理想达标值代入预测模型得到的绝对风险,也是界定个体发病风险等级的参考。图中五角星代表的是该个体未来 5 年发生冠心病的绝对风险,如图所示,该个体未来 5 年发生冠心病的风险是 9.82%,也就是发病的可能性是 9.82%,即 1000 个跟他相同风险的人中,将有 98.2 人未来 5 年可能发生冠心病。如果该值高于人群中同龄人的平均基准风险(上面的曲线),则定义该个体的发病风险为高风险;该值介于人群中同龄人的平均基准风险(下面的曲线)和人群中同龄人的低风险水平曲线(下面的曲线)之间,则定义该个体的发病风险为中风险;该值低于人群中同龄人的低风险水平曲线(下面的曲线),则定义该个体的发病风险为低风险。图中上面的曲线左侧的点代表的是同年龄组的平均风险水平,该个体的绝对风险(五角星)与同年龄组平均风险水平(左侧点)的差值代表超额绝对风险,以反映个体的绝对风险与同年龄组所有人的平均绝对风险的差。图中上面的曲线右侧的点代表的是与该个体同风险的人群的年龄组,例如该个体未来 5 年发生冠心病的风险是 9.82%,相当于同龄人的 1.82 倍。与 65 岁人群的风险相当,即虽然该个体目前只有 61 岁,但他未来 5 年发生冠心病的风险相当于 65 岁人群的平均水平。

图 5-6b 表示的是该个体未来 5 年发生冠心病的绝对风险的渐变趋势及

其根据定义的低风险、中风险、高风险的界限划分。由此可见,该个体已经处于高风险等级,但处于高风险等级内的较低水平。

表 5-21 表示的是该个体危险因素暴露状况,由此可见,造成该个体冠心病高发病风险的原因是收缩压、体重指数、吸烟均超过理想水平,这是为该个体开具个性化健康干预处方的依据。

### 二、个性化健康干预软件系统研发

笔者在健康医疗大数据平台驱动下和 Hadoop、MongoDB、Storm 云环境下,采用 R 云计算编程,依托已经创建的"山大-康评"健康/疾病风险评估与个性化干预的大数据云平台,研发了心脑血管疾病风险评估及个性化健康干预软件系统,系统的设置功能如下。

(1)为健康管理机构提供的功能包括:体检套餐匹配、问卷匹配、数据采集、健康评估、指标解读、报告管理、健康维护、团体健康、健康档案、统计分析等。

(2)为互联网用户提供的功能包括:健康自测、生活方式测评、指标采集、健康评估、指标解读、网上领取报告等。

其中,个性化健康干预处方库是将各种疾病防治和诊治指南文本文件予以解读并结构化,采取树状分解法,构建相应疾病的个性化健康干预库。构建的个性化健康干预库是产生相应疾病个性化健康干预的基础。

基于上述内容所建立的预测模型及其风险指标测量和可视化,以及由各种疾病防治和诊治指南解读结构化的个性化健康干预处方库,笔者采用 C++ 和云计算技术开发了心脑血管疾病风险评估及个性化干预系统,由该系统可以输出每个个体的心脑血管疾病风险评估及个性化干预报告。

### 三、应用前景

由上述心脑血管疾病及其相关疾病的预测模型,可以预测得到特定性别、特定年龄的个体未来 5 年的绝对发病风险。然而,仅用绝对风险这一单一指标尚不能满足正确刻画个体的健康/疾病风险以及对其进行个性化健康干预的需求。例如,同样是心血管病 10 年绝对风险,一个年龄大的健康个体和一个患有高血压、糖尿病、高胆固醇血症的年轻个体的 10 年绝对风险可能相同或相近。显然,仅根据绝对风险判断一个个体是否需要干预(如服药)是不合理的。此外,一个年轻个体即使具备多种危险因素,其未来 10 年患病的绝对风险也会很低;但在他年龄增大后将面临非常高的发病风险,但这样低的风险分数会导致其放松警惕。为此,应基于相应疾病的人群年龄别平均基准风险、人均年龄别平均理想风险水平和个体的绝对风险预测值,派生出相对绝对风险、超额绝对风险等一系列指标;利用这些指标,结合健康医疗大数据的可视化技术,研发预测结果可视化系统。该系统形象而通俗地表达了个体相应疾病的预测风险指标及其健康管理学指导意义,为进一步开发心脑血管疾病风险评估和个性化干预系统奠定了基础。其中,还隐含了十分丰富的健康管理信息,包括用于界定个体发病风险等级的各年龄组人群的平均基准风险(图 5-6a 中上面的曲线)和平均低风险水平变化曲线(图 5-6a 中下面的曲线),代表个体未来 5 年发病的绝对风险(五角星),以及由上述信息而界定的个体风险等级及其渐变模式;同时衍生出了反映个体的绝对风险与同年龄组所有人的平均绝对风险之差的超额绝对风险,以及刻画风险严重程度的风险年龄等众多信息,从而将预测模型转化成了实时化、动态化、可视化和网络化的个性化健康管理工具。

基于上述构建的心脑血管疾病及其相关疾病预测模型、风险指标测量和可视化软件,以及由各种疾病防治和诊治指南解读结构化构成的个性化健康干预处方库,笔者所在的课题组开发了心脑血管疾病风险评估及个性化干预系统。借助该系统,不仅可以实时输出每个个体的心脑血管疾病风险评估及个性化干预报告,通俗易懂地向对方展示其风险水平及原因,而且提供了十分丰富的健康管理信息和适用工具。该系统具有十分广阔的应用前景和扩展能力,包括:

(1)基于"互联网+"的健康管理应用场景,即"互联网+"用户可通过网站、微信、App、小程序等互联网端、移动互联网端登录系统,获得健康自测、疾病筛查、生活方式测评、中医体质辨识、心理测评、健康风险评估、指标解读、家庭健康管理等服务。用户可综合了解自身健康状况,根据健康干预指南对个人的饮食、运动、生活方式、精神状态进行调整,可延缓、阻断、扭转疾病的发生和发展,实现对个人健康的自主管理。

(2)为行业、团体提供了心脑血管健康管理工具,即行业、团体用户通过健康风险评估,可对本行业或团体的个人及群体的健康状况进行全面分析,帮助其综合认识员工的健康状况及影响健康的危险因素；根据健康状况分析结果，进行健康人群分类，制定、实施分层分类的健康干预措施，以提高人们的健康水平，降低其总医疗保健费用，减少因患病带来的间接经济损失，提高单位劳动生产率。

（3）为健康管理机构提供了服务平台，可帮助健康管理机构构建检前服务、健康体检、健康评估、健康干预、跟踪随访、效果评价一体化的健康管理体系。

（4）为政府部门提供了卫生技术评估平台和行业监管平台，包括为区域人群提供健康风险评估服务，可加强对区域内慢性病的健康指导和综合干预。

（5）为健康保险公司的健康保险精算及个性化健康管理提供了有效工具，健康管理的健康数据还可为健康保险个性化产品的研发、核保、费率厘定、精准营销等提供数据支持。

# 第六章　健康医疗大数据驱动的慢性病风险评估和健康管理展望

## 第一节　健康医疗大数据驱动的慢性病风险评估和健康管理

当今社会,互联网、云计算和物联网技术的成熟和发展,医疗/卫生信息化的广泛普及,使得医疗/卫生相关数据正在以惊人的速度增长。同时,组学技术(基因组、影像组等)的推广应用,以及可穿戴移动式医疗与健康设备的迅猛发展,促使健康医疗领域快速进入了大数据时代,这表明以健康/疾病数据为中心的"大数据健康/疾病管理"的新时代已经来临,即大数据驱动的健康/疾病管理实践已经成为现实。同样,在健康医疗大数据的驱动下,健康管理学也迎来了空前的发展机遇。因此,在健康医疗大数据的驱动下构建健康管理学的理论方法体系,已经成为健康管理学科发展中必须解决的瓶颈问题。

大数据健康医疗时代的到来、生命历程理论、生命历程流行病学和暴露组学等理论方法的成熟,为发展健康大数据驱动的健康管理学提供了理论依据。从健康到疾病及其结局的进程是生命历程连续时间维度上的随机过程,即机体在其生命历程进程中持续暴露于众多危险因素,导致"健康→亚健康→疾病→疾病结局"的连续变化谱。一方面,暴露实际上是从胚胎到生命终点,即人一生中各种暴露的总和,即暴露组,表现为从受精卵开始,贯穿整个人生的遗传、社会心理、生活习惯、环境、医疗条件及个人经历模式(事件、资源和角色)等众多因素组合而成的动态数据信息流。一个人的暴露组可理解为一部电影,而采用传统方法(例如问卷调查、定期体检等)收集的健康/疾病信息仅仅是捕获到电影中的一个或几个画面而已。所以,只有结合健康医疗实践,在生命历程维度上持续不断地追踪和采集健康/疾病大数据信息,才能持续捕获暴露组中的多种健康/疾病暴露信息。另一方面,从生命历程理论和生命历程流行病学的角度分析,任何疾病从发生、发展到转归为某结局的历程,都是上述"暴露危险因素流"持续作用于生命历程而导致的后果,早期阶段的暴露对其整个生命历程中的健康或疾病状况往往会产生长期影响。因此,健康/疾病管理应服务于全人群、全生命历程,而其实践必然是沿生命历程连续时间维度所开展的健康/疾病检测、风险预测评估和个性化干预;其干预策略也必然是沿着疾病发生、发展及转归的进程和关键环节而施加的零级预防(预防危险因素发生)、一级预防(干预危险因素,避免疾病发生)、二级预防(早发现、早诊断、早治疗)、临床诊疗(诊疗疾病)和三级预防(病后康复措施),从而实施终身健康管理,预防或延缓疾病发生,提高健康生活质量和延长寿命。其中,健康/疾病检测的核心是筛选和确定具有确凿证据的最佳疾病筛查指标和疾病预测指标,健康风险评估是构建健康/疾病预测模型及其评价方法,而健康干预则是基于因果推断理论确定与健康/疾病结局具有确凿因果关系且可干预的危险因素及疗效确凿的食品或药品。

## 第二节 大数据背景下健康/疾病检测及其指标筛选的理论方法

在健康/疾病管理中,健康体检指标是指用于个体和群体健康状况评价与疾病风险预测、预警及早期筛查、指导健康/干预的一种医学行为、方法与过程。在传统意义上,健康/疾病检测指标的筛选是通过对临床研究、医学检验、医疗保健、疾病预防等文献的大量查阅和实际工作总结,不断地对疾病筛查/健康体检工作中的流程项目进行操作方法评价、临床价值评价、经济效益评价及患者满意度评价,最终确定具有确凿证据的最佳疾病筛查指标和疾病预测指标的过程。通常,健康/疾病检测的范畴涵盖受检者病史询问及体检项目组合的证据,检查项目检测流程管理的证据,规范化的标本处理及检测仪器、技师的质量控制证据,检测结果的隐私保护及循证信息管理证据,检测的临界值、阳性结果确定及评价的证据,体检成本核算、满意度及社会效益的证据等。在获取这些证据时,多采用基于小样本随机对照试验(RCT,或队列研究、病例对照研究)的荟萃分析或系统综述研究。例如,早在 1976 年,加拿大政府就成立了定期体检工作组(CTFPHE),确定了定期体检的证据级别,分别是Ⅰ级(至少一项 RCT)、Ⅱ-1 级(来自多中心的、设计精良的队列研究或病例对照研究)、Ⅱ-2 级(比较了不同时间、地点的研究证据,无论有无干预,或重大非对照研究)和Ⅲ级(基于临床研究、描述性研究或专家委员会及权威专家意见)。

在当今大数据健康医疗新时代,笔者认为健康/疾病检测的证据获取更侧重于来自真实世界研究(real world study,RWS),其目的是推动健康/疾病管理更贴近实践,为改进健康/疾病管理实践提供更有价值的证据。这一设计理念是基于覆盖全人群、全生命历程的现有健康医疗大数据,根据受检者的实际健康需求和意愿,非随机地选择疾病筛查和健康体检指标,开展长期评价,以进一步验证其外部有效性和安全性。因此,健康医疗大数据驱动下健康/疾病检测研究的数据信息采集更侧重于沿生命历程连续时间维度上持续采集健康/疾病大数据信息;其研究设计更侧重于大型观察性研究,而非基于小型实验性研究的荟萃分析;其证据获取的分析方法因目的不同而异,若仅为健康/疾病风险评估(构建疾病筛查模型或疾病预测模型)而筛选检测指标,则可以放宽到关联分析层面,若为筛选可干预的危险因素或预防治疗用食品药品,则必须基于严格的因果推断获取证据。

## 一、健康医疗大数据采集与融合技术云平台

在健康医疗大数据互联互通的基础上,依托 Hadoop、MongoDB 和 Storm 云计算技术,采用 R 云计算编程,以全员人口信息大数据库中的个人身份证为索引,沿个体生命历程时间维度,在线采集、联接和整合个人健康档案、基本公共卫生数据、健康体检数据、临床诊疗数据、健康保障数据、健康/疾病检测数据、移动健康检测数据、组学数据等,从而产生了健康医疗大

数据库及其队列创建系统，如图 6-1 所示。

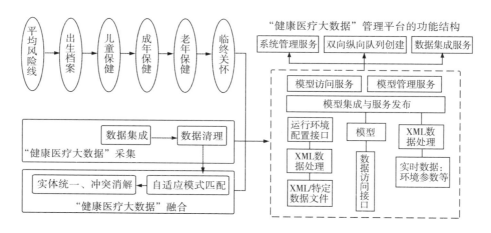

图 6-1　健康医疗大数据采集与融合技术平台

## 二、生命历程维度上健康医疗大数据驱动的全人群双向纵向队列设计

根据生命历程流行病学理论，要追踪、随访一个个体从出生到死亡整个生命历程中所有的健康/疾病信息，需要很长时间，如按平均预期寿命 80 岁计算，需要随访追踪 80 年。显然，这在短时间内难以达到。为此，笔者所在的课题组仿照社会心理学研究中的加速追踪设计（accelerated longitudinal design，ALD）理念，依托上述健康医疗大数据流平台，提出了如图 6-2 所示的全人群双向队列设计（whole population longitudinal cohort design，WPL-CD），以期在较短的研究时间窗内（图中的虚边框，例如追踪 10 年）近似观察到全人群、全生命历程上的健康/疾病大数据信息。

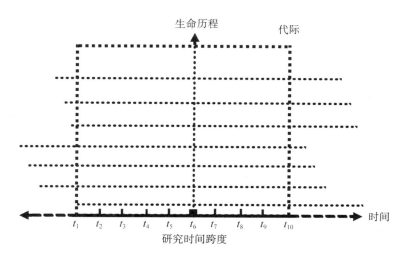

图 6-2　全人群双向纵向队列设计

具体方法为,针对上述所构建的健康医疗大数据流,以个人身份证号为唯一索引,在建立队列时,向后回顾性地采集一定时期(如前 5 年),向前则实时采集大数据,从而汇聚成覆盖全人群生命历程、纵向随访时间和研究时间窗(图中虚边框,10 年)较长的健康医疗大数据队列。这样,既可以观察到各年龄个人的 10 年随访健康/疾病检测信息,以用于该年龄人群健康/疾病检测指标的筛选;又可获得在测量上有重叠的各个年龄群组追踪数据,用以对其数据的连接和合并,从而构建一条跨越整个生命历程的健康/疾病分布谱。WPLCD 遵循了生命历程流行病学和暴露组学的基本原理,结合了真追踪设计( true longitudinal design,TLD )和横断面设计( cross-sectional design,CSD )的优点;其既保持了 TLD 的大部分优点,又克服了 TLD 中由于重测效应和失访导致的问题;同时,可以分离年龄效应、群组效应和历史时间效应,非常适于在大数据背景下筛选健康/疾病检测指标。

基于此种设计思想,笔者所在的本课题组构建了“山东多中心健康管理纵向观察大数据库”,该队列基于山东省内 20 余家大型健康体检中心的健康体检数据库建立,样本量已达近 100 万人,最长的纵向观察时间已达 9 年。从 2015 年 1 月 1 日采取向后 5 年的回顾性和向前持续纵向采集的策略,完成了约 20% 样本人群的跨领域数据库连接融合,即对其中具备身份证信息的 20 万人,以其个人身份证为唯一索引,连接融合了健康体检、居民健康档案及基本公共卫生、临床诊疗、医保、健康/疾病监测、全死因监测共 6 个领域的健康医疗大数据，形成了大型观察性纵向全结局（在医保及死因数据库中共有 400 余种疾病结局）随访队列大数据库。

## 三、基于双向纵向队列设计的健康/疾病检测指标筛选方法

在健康医疗大数据的背景下，基于 WPLCD 产生了不同的数据类型，因此筛选健康/疾病检测指标时，需要采取相应的统计分析方法，现分述如下。

（一）实时队列数据流情形

在此情形下，暴露基线变量 $X$ 不随时间变化，而结局变量 $Y(t)$ 通过实时随访获取。其分析思路是，将目前成熟的变量选择方法（如 LASSO 法、岭回归、SCAD、Elastic net 等）嵌入生存数据分析模型（如 Cox 比例风险模型）或统计模式识别模型（如 Logistic 判别模型、随机森林模型等），对纳入模型中的自变量进行筛选，提取与结局事件相关的风险因素，形成风险因素集，用于疾病预测/筛查模型的构建。以 Cox 模型为例，其具体方法为设生存时间变量为 $T$，删失变量为 $C$，$p$ 维协变量为 $X$，令 $\delta = I(T \leqslant C)$，$Y = T \wedge C$，则在 Cox 模型 $\alpha(t \mid X) = \alpha_0(t) \exp(\beta^T X)$ 下，对数偏似然函数（partial likelihood）为 $l(\beta) = \sum_{i=1}^{n} \delta_i x_i^T \beta - \sum_{i=1}^{n} \delta_i \log \left\{ \sum_{j \in R(y_i)} \exp(x_j^T \beta) \right\}$ （$i = 1, 2, \cdots, k$；$j = 1, 2, \cdots, t$），则进一步引入惩罚函数 $p_\lambda(\beta_j)$，得到惩罚的偏似然函数为 $\min - l(\beta) + \sum_{j=1}^{p} p_\lambda(\beta_j)$；对于惩罚函数，可以选用 LASSO 法、SCAD 等经典的模式，参数 $\lambda$ 的大小用来控制参数惩罚的力度，可通过交叉验证（cross validation）来获得最优值，从而完成变量筛选。当纳入分析的变量较少时，也可直接采用传统的 Cox 模型进行分析。笔者在分析山东多中心健康管理队列时，使用 Cox 模型证明了白细胞数是预测代谢综合征的生物标志，而纤维蛋白原在女性代谢综合征的发生中起着重要的效应修饰作用；同时，应用 Cox 模型筛选出了预测冠心病、高血压、代谢综合征、房颤、高尿酸血症、慢性肾病、糖尿病、支气管哮喘、尿路感染、白内障、胃炎、高脂血症、慢阻肺、恶性肿瘤等疾病的预测指标。

（二）实时纵向监测数据流情形

纵向检测数据和上述实时队列数据流情形中数据的差别在于协变量 $X$ 为时间相依的，即 $X(t)$，上述生存分析模型融入惩罚函数的变量选择策略同样可以平行推广到纵向监测数据中，只需将生存分析模型（如 Cox 模型）变为时依生存分析模型（时依 Cox 模型）即可。此类数据通常具有非独立性特征，如多个体检对象多次体检的多个测量指标（血脂、血糖、血压等）或来自同一个体的某指标的多次测量值之间往往具有相关性而呈现非独立性，其特征是个体间独立而个体测量值不独立。此类纵向数据也可以看成是层次结构数据，此时个体为第二水平而时间为第一水平。

当数据来自多个健康管理中心时，还要考虑由"中心效应"导致的数据非独立问题，此时可考虑用混合效应模型进行分析。对于非独立数据，通常采用两种方式处理反应变量测量值非独立而导致的标准误估计不准确的问题：一是基于经典线性回归模型，采用校正的或稳健的标准误估计方法，以获得更加准确的标准误估计，其代表性模型是广义估计方程（generalized estimating equations，GEE）；二是基于混合效应方法（mixed-effects approach），将中心（例如体检中心）作为一个随机变量纳入模型，达到使残差相互独立的目的，现分别简要介绍如下。

（1）广义估计方程。广义估计方程可对服从正态分布、二项分布等多种分布的反应变量拟合相应的统计模型，有效地解决了反应变量相关的问题，从而得到稳健而准确的参数估计值。假定 $Y_{ij}$ 表示第 $i$ 个个体的第 $j$ 次测量值（$i=1,2,\cdots,k$；$j=1,2,\cdots,t$），$X_{ij}=(X_{ij1},X_{ij2},\cdots,X_{ijp})$ 表示与 $Y_{ij}$ 对应的 $p$ 维协变量向量。GEE 模型的基本原理如下：①指定 $Y_{ij}$ 的边际期望（marginal expectation）是协变量 $X_{ij}$ 线性组合的已知函数：$E(Y_{ij})=\mu_{ij}$，$g(\mu_{ij})=\beta_0+\beta_1 X_{ij1}+\beta_2 X_{ij2}+\cdots+\beta_p X_{ijp}$，式中 $g(\mu_{ij})$ 是连接函数，其作用就是对反应变量作变换使之服从正态分布，变量变换的类型依反应变量的分布不同而不同，可以选择二项分布函数、Poisson 分布函数、负二项分布函数等多种形式。$\beta_i$ 为估计参数或常数项；②指定 $Y_{ij}$ 边际方差（marginal variance）是边际期望的已知函数：$Var(Y_{ij})=V(\mu_{ij}) \cdot \varphi$，式中 $V(\mu_{ij})$ 为已知函数，$\varphi$ 为尺度参数，表示方差不能由函数 $V(\mu_{ij})$ 解释的部分；③指定 $Y_{ij}$ 协方差是边际期望和相关性参数 $\alpha$ 的函数：$Cov(Y_{is},Y_{it})=c(\mu_{is},\mu_{it};\alpha)$，式

中 $c(\mu_{is}, \mu_{it}; \alpha)$ 为已知函数,$\alpha$ 为相关性参数(correlated parameter),$s$ 和 $t$ 分别表示第 $s$ 次和第 $t$ 次测量。在上述准备工作就绪的前提下,构造如下

$$GEE: S(\beta; \alpha, \Phi) = \sum_{i=1}^{n} \left(\frac{\partial \mu_i}{\partial \beta}\right)' V_i^{-1}(\alpha)(Y_i - \mu_i) = O_p, \quad V_i = \Phi A_i^{1/2} R_i(\alpha) A_i^{1/2}$$

是作业协方差矩阵(working correlated matrix),式中 $R_i(\alpha)$ 是作业相关矩阵(working correlation matrix),$A_i$ 是以 $V(\mu_{ij})$ 为第 $i$ 个元素的 $t$ 维对角阵。作业相关矩阵是 GEE 中一个重要概念,表示反应变量的各次重复测量值两两之间相关性的大小,常用 $R_i(\alpha)$ 表示,是 $t \times t$ 维对角阵,$t$ 是总的测量次数,第 $s$ 行第 $t$ 列的元素表示 $Y_{is}$ 与 $Y_{it}$ 的相关。作业相关矩阵的形式常有以下几种:可交换的相关或复对称相关、相邻相关、自相关、不确定型相关等。

GEE 的求解过程为:①假设非独立数据独立,按照广义线性模型计算出 $\beta$,作为 $\beta$ 的初始值,相当于普通最小二乘估计;②基于标准化残差和假设的相关结构 $R$,计算作业相关矩阵和作业协方差阵;③根据当前的作业协方差阵,修正 $\beta$ 的估计;④重复前两个过程直至收敛。

笔者所在的课题组基于山东多中心健康管理队列,采用 GEE 模型,发现代谢综合征组分与胆石症的发生具有关联性,而非酒精性脂肪肝又是预测胆石症的生物标志;代谢综合征组分是预测非酒精性脂肪肝的生物标志,而非酒精性脂肪肝也是预测代谢综合征的生物标志,并进一步证明了代谢综合征与非酒精性脂肪肝之间具有双向因果关系;红细胞分布参数是预测代谢综合征的生物标志,而白细胞分布参数也是预测代谢综合征的生物标志;血尿酸水平是预测代谢综合征的生物标志。这些研究结果为构建代谢综合征和心血管病预测模型提供了新的生物标志和预测因子,这充分说明了 GEE 在分析纵向监测健康医疗大数据时的优越性。

以上研究表明,GEE 模型具有良好的稳健性(即使作业相关矩阵指定不正确,只要连接函数正确,仍可得到稳定的参数估计值),能够充分利用信息(对多次健康体检的纵向数据,充分利用了每次检测结果,不需要估计缺失数据),结局变量可以是任何类型(通过不同的连接函数定义),模型可引入多种形式的健康/疾病检测指标(考察分类、等级、连续或其他形式的指标变量对结局变量的影响)。因此,GEE 模型是上述双向纵向队列设计中筛选健

康/疾病检测指标的良好方法。

（2）混合效应方法。混合效应方法又称为混合效应模型、随机效应模型（random-effects models）、随机效应方差分析（random-effects ANOVA）、方差成分模型（variance components models）、随机系数模型（random-coefficient models）、层次线性模型（hierarchical linear models）、多水平模型（multi-level models）等，下面在多水平模型框架内对混合效应方法进行简述。

①方差成分模型：方差成分模型是多水平模型中最基本的类型，也称为"随机截距模型"。以多中心健康监测为例，多水平模型的基本公式为 $Y_{ij} = \beta_{0j} + \beta_1 X_{ij} + e_{0ij}$ $(i = 1, 2, \cdots, m; j = 1, 2, \cdots, n)$，式中 $j$ 表示水平 2 单位（健康体检中心），$i$ 表示水平 1 单位（受检者）。$Y_{ij}$ 和 $X_{ij}$ 分别可以解释为第 $j$ 个体检中心中 $i$ 个受检者的反应变量及其协变量观测值，$\beta_{0j}$ 和 $\beta_1$ 为估计参数，$e_{0ij}$ 为通常的随机误差项。与经典回归模型不同，截距项 $\beta_{0j}$ 正好反映了第 $j$ 个健康体检中心对反应变量的随机效应；而 $\beta_1$ 不随水平 2 的改变而变化，它表示协变量 $X$ 的固定效应。

②随机系数模型：在上述模型中，若协变量 $X$ 对反应变量 $Y$ 的效应随水平 2（健康体检中心）的改变而变化，方差成分模型就发展为随机系数模型，公式为 $Y_{ij} = \beta_{0j} + \beta_{1j} X_{ij} + e_{0ij}$ $(i = 1, 2, \cdots, m; j = 1, 2, \cdots, n)$，式中 $X_{ij}$ 的系数 $\beta_{1j}$ 随水平 2（健康体检中心）变化，即与 $j$ 有关。

③多水平广义线性模型：从广义上来说，若 $Y_{ij}$ 不服从正态分布（如为二项分布、Poisson 分布等），则需要考虑多水平广义线性模型：$Y_{ij} = \mu_{ij}$，$g(\mu_{ij}) = \beta_{0j} + \beta_{1j} X_{ij} + e_{0ij}$ $(i = 1, 2, \cdots, m; j = 1, 2, \cdots, n)$，式中 $g(\mu_{ij})$ 为连接函数，当 $Y_{ij}$ 服从二项分布时，$g(\mu_{ij})$ 取为 Logit 函数或 Probit 函数；当 $Y_{ij}$ 服从 Poisson 分布时，$g(\mu_{ij})$ 取为对数函数等。针对上述双向纵向队列设计，混合效应模型（多水平模型）可同时对个体水平和体检中心水平的健康/疾病检测数据进行分析，在一个模型中同时分析个体指标和体检中心的效应；不需要假设健康/疾病检测数据的相互独立，因而可以修正因观测数据的非独立性引起的参数标准误估计偏差；可了解高水平变量如何影响低水平变量对结局测量的效应，以及个体水平协变量是否影响体检中心水平协变量的效应；对稀疏数据是一个特别有用的分析工具；可用来研究纵向健康/疾病检

测中结局疾病随时间变化的发生、发展及转归的轨迹。

### （三）实时函数型数据流情形

可穿戴健康/疾病检测数据不是一系列单个离散的观测结果，而是一个连续函数整体（呈现明显的函数型特征），比如实时心电、脑电检测数据，手环、心电监护等移动健康数据，其背后产生数据的机制可认为是来源于光滑的随机过程，为保证数据的整体性，需将观测数据当作一个整体进行分析建模。当个体具备高维函数型数据时，上述变量选择策略对函数型数据已不再适用。笔者所在的课题组基于长期分析健康/疾病检测中癫痫脑电波、动态心电监护、脉象等函数型数据的实践经验，借助现有成熟的泛函主成分分析（functional principal component analysis，FPCA）方法，首先对每个函数型协变量进行 FPCA 分析，提取特征函数，完成降维，最后针对 FPCA 降维后的泛函主成分特征，进一步采用上述的传统变量选择策略进行健康/疾病检测指标的筛选，构建了函数型健康/疾病检测指标集。需要指出的是，某个协变量函数被选入检测指标的前提是当且仅当其至少有一个泛函主成分特征被选入。

FPCA 的基本步骤如下：类似于多元统计中的主成分分析，考虑函数型取值协变量 $X(t)$ 的线性组合 $f = \int_0^1 \beta(t)X(t)\mathrm{d}t$ ，其中 $\beta(t)$ 可以看成是一个加权函数，泛函主成分分析需要选取加权函数 $\beta(t)$，使 $f$ 的方差 $Var(f) = \int_0^1 \int_0^1 \beta(s)R(s,t)\beta(t)\mathrm{d}s\mathrm{d}t$ 达到最大，其中 $R(s,t)$ 为协变量 $X(t)$ 的协方差函数。为保证泛函主成分曲线的光滑性，需要对粗糙性加以惩罚（roughness penalty），设光滑性参数为 $u$，则光滑的泛函主成分可通过求解以下积分方程获得 $\int_0^1 R(s,t)\beta(s)\mathrm{d}s = \lambda[\beta(t) + uD^4\beta(t)]$，其中 $D^4$ 代表四阶导数。考虑到求解积分方程很难得到精确解，因此求解的过程可通过基函数展开求得（比如 B 样条基、Fourier 基函数等）。

### 四、健康/疾病检测指标的选择原则

在健康医疗大数据的背景下，由于样本、变量数的规模均十分宏大，依托上述健康医疗大数据采集与融合技术平台所创建的 WPLCD，针对实时队

列数据流、实时纵向监测数据流和实时函数型数据流,采用相应的变量筛选模型,可以筛选出很多与健康/疾病结局有关的检测指标。然而,尽管检测指标越多越能全面反映受检者的健康/疾病状况,但检测指标并非是越多越好。指标多不仅检测成本高,还有可能对受检者造成潜在的身心危害。因此,对于上述采选出的检测指标,还需要再次精准选择和组合。原则上,最佳策略是以较少的指标反映出健康/疾病特征,通常需要遵循这样几个原则:①检测指标应围绕检测需求而定,即具备一定的目的性;②所选指标及其检查流程应具有科学依据,来自相应指南且能反映相应健康状况,并为多数专家所认可,即具备科学性;③检查手段尽量简单,指标不宜过多,具有可操作性,即具备简单实用性;④指标具有统一的单位和评判标准,即具备可比性。我国已经创建了初步的健康体检指标专家共识;同时,对于疾病筛查还必须遵循 WHO 的疾病筛查标准。

根据上述生命历程流行病学和暴露组学的原理,在健康/疾病检测指标选择上,要重视研究对象整个预期寿命期限(lifespan)内危险因素的变化过程及其对疾病发生和转归的积累效应,尽量采集到整个生存期(lifetime)的暴露信息,尤其是生存早期的暴露情况。在确定采集起点时,应注意区分"研究时间"(time-on-study)和"生存年龄"(survival age)。前者指自被观察者进入队列基线调查至随访观察至疾病(如脑卒中)发生或转归结局发生的时间,而后者指自出生、进入队列基线调查直到随访观察至疾病(如脑卒中)发生或转归结局发生的时间。在收集预测指标时,要尽可能获得其整个"生存年龄"内危险因素的变化及其对疾病发生和转归的积累效应,而不仅仅是收集"研究时间"内的暴露信息。对出生在不同年代、不同年龄的 25.7 万名成人数据进行研究后,证明了危险因素累积负担可有效预测心血管疾病的终身风险(lifetime risk),要想降低心血管疾病的负担,更需要预防危险因素的产生(初始预防),而不是单纯依赖对已存在危险因素的干预(一级预防),这对传统 Framingham 模型的 10 年累计风险估算方法提出了挑战。

对于通过健康医疗大数据筛选出的健康/疾病检测指标,需要根据健康/疾病管理的目的和对象,选择使用或组合使用适宜的指标。若为预测或筛查疾病,则需要根据适宜性原则,选择检测指标。下面以农村欠发达地区人群脑卒中预测为例,说明检测指标的选择原则。

对于脑卒中的预测,各国多使用 Framingham 模型进行预测。在 Framingham 模型中,包含了年龄、性别、总胆固醇、高密度脂蛋白、收缩压、糖尿病状况和吸烟状况,共 7 项指标,后来各国研制的预测工具也基本上使用、效仿或微调了这几个指标的组合。发表在《柳叶刀》(Lancet)杂志上的一项来自美国第一次全国健康及营养调查流行病学随访研究(NHEFS)的报告比较了"年龄、收缩压、吸烟状况、总胆固醇、糖尿病和当前降压治疗情况作为标准危险因素集"与"采用 BMI 代替其中的胆固醇检测组成非实验室指标集"预测心血管病的能力,结果表明二者在预测男、女心血管病发生和死亡的能力上并无差异(二者 ROC 曲线下面积几乎相等,例如对女性心血管事件的值分别为 0.829 和 0.831);该项研究证实了略过血脂实验室检测不仅不影响预测效果,而且能够提升筛检体系的适宜性和降低费用,被 WHO 认为研究意义重大。所以,针对农村人群,可以采用如下的预测指标适宜性分级选择原则:

(1)"很适宜"的风险预警因子:此类风险预警因子指仅包含简便、廉价的非实验指标,不需要血液检测,仅需简单的问卷、卷尺、体重计、脉搏记录仪、血压计、笔记本电脑等基本工具,耗时 5～10 min 就能当场在村庄内完成风险评估和预警,并且包含尽量多的病因作用较明确且可干预的因子。近年来,大样本的流行病学研究表明,除了上述 Framingham 模型中年龄、性别、收缩压、糖尿病和吸烟几个非实验室预测因子外,一些简易的非实验室指标和生活习惯因子均与脑卒中发生关系密切,可作为"很适宜"的风险预警因子的候选因子。

(2)"适宜"的风险预警因子:此类风险预警因子指可被国家基本公共卫生服务项目所包含,且只用简便、廉价的实验指标就能在基层卫生室或乡镇医院完成的项目。例如,在《美国医学会杂志》(JAMA)上报告的对 302430 例无心血管疾病史受试者的前瞻性临床研究表明,血脂预测心血管病可简化为高密度脂蛋白胆固醇(HDL-C)、非高密度脂蛋白胆固醇(non-HDL-C),而不需要考虑三酰甘油,且不必空腹抽血,这就大大增加了血脂检测在基层的适宜性。

(3)"欠适宜"的风险预警因子:此类风险预警因子指尽管被证实是非常灵敏、特异的预测因子,但不能被国家基本公共卫生服务项目所包含或不是基层乡镇医院常规检测的项目。例如，《柳叶刀》杂志报告的一项多中心大型队列研究表明，C-反应蛋白是预测脑卒中发生的良好生物标志，但该项指标并非基层常规检测指标。近年来通过全基因组关联分析（GWAS），已发现了一些脑卒中遗传易感 SNP 位点，但对这些 SNP 标志的预测价值看法尚不同，目前还不易采用。

若选择检测指标的目的是通过干预指标水平降低发病风险或治疗疾病，则必须选择处于疾病结局因果路上的指标，其选择原则见后文。

# 第三节　大数据背景下健康/疾病风险评估的理论方法

在健康医疗大数据的时代背景下，健康/疾病风险评估的作用是将健康医疗大数据转为健康/疾病信息，以帮助人们综合认识健康危险因素，鼓励和帮助其修正不健康的行为，制定个性化的健康干预措施，评价干预措施的有效性，实施健康/疾病管理人群分类。同时，通过这些实践活动，推进健康医疗大数据产业的发展。

## 一、实时队列数据流的情形

### （一）基于多中心竞争风险模型的疾病风险预测评估建模方法

当所研究疾病的发病率具有明显的地区异质性（如我国人群脑卒中发病率自南向北逐步升高，南北方发病水平差距巨大）时，需考虑中心异质性（设计效应）对预测疾病发生绝对风险的影响，而构建多中心疾病风险预测评估模型，其建模方法如下：

在 Frailty 模型的框架内构架混淆效应模型，在模型中设置中心异质性参数，以构建多中心竞争风险模型。以原因别风险模型为例，其模型为：

$$\alpha_{01}^{(k)}(t \mid Z_{ki}) = \alpha_{01;0}(t)\exp(\beta_{01}^T Z_{ki} + \eta_k) \tag{6-1}$$

$$\alpha_{02}^{(k)}(t \mid Z_{ki}) = \alpha_{02;0}(t)\exp(\beta_{02}^T Z_{ki} + \eta_k) \tag{6-2}$$

式中，$k$ 是中心（如不同地区）编号，$\eta_k$ 是第 $k$ 个中心的中心参数，为列入预测因子集的其他因素（如当地医疗水平、经济条件、气候状况、空气污染、风俗习惯等）对结局事件风险函数的综合影响；$\alpha_{01;0}(t)$ 和 $\alpha_{02;0}(t)$ 表示基线风险函数；$\beta_{01}^T$ 和 $\beta_{02}^T$ 是回归系数，它与中心编号无关，表示预测因子对每个个体的影响不会因个体所在的不同中心而改变;$Z_{ki}$ 表示预测因子向量。由此,第 $k$ 个中心和第 $i$ 个个体生存时间的分布函数为:

$$F^{(k)}(t \mid Z_{ki}) = P(T \leqslant t \mid Z_{ki}) = 1 - \exp\{-A_0^{(k)}(t \mid Z_{ki})\}$$

$$= 1 - \exp\left\{-\int_0^t [\alpha_{01;0}(u)\exp(\beta_{01}^T Z_{ki} + \eta_k) + \alpha_{02;0}(u)\exp(\beta_{02}^T Z_{ki} + \eta_k)]du\right\} \quad (6\text{-}3)$$

式中,$A_0^{(k)}(t \mid Z_{ki}) = \int_0^t \alpha_0^{(k)}(u \mid Z_{ki})du = \int_0^t [\alpha_{01}^{(k)}(t \mid Z_{ki}) + \alpha_{02}^{(k)}(t \mid Z_{ki})]du$,

是累积风险函数。

基于 Frailty 模型的多中心竞争风险模型很好地考虑了多中心多地区之间存在的异质性,并充分利用各中心的所有样本数据,很好地解决了协变量系数估计的偏性,并提高了估计精度。

(二)实时纵向监测数据流的情形

当预测因子 $Z$ 与时间 $t$ 有关时(即随时间变化时),其与时间的相依模式可大致分为三类:①确定变量:预测因子 $Z$ 与时间 $t$ 有交互作用,一般用乘积的形式表示为 $Z \times t$;②中间变量:预测因子随着时间 $t$ 的变化而变化,表示为 $Z(t)$;③辅助变量:外部因素与时间 $t$ 有关,这些因素不仅影响到个人,而要考虑对部分群体同时起作用,比如环境污染指数、饮用水等基于 Cox 模型的因素。以上三种类型的协变量类型可以统一概括为如下的时依模型:

$$\alpha[t \mid Z(t)] = \alpha_0(t)\exp\left[\sum_{i=1}^{p_1}\beta_i Z_i + \sum_{m=1}^{p_2}\delta_m Z_m(t)\right],$$

式中,$\alpha_0(t)$ 为基线风险函数;$Z_i (i=1,2,\cdots,p_1)$ 表示时齐的预测因子向量,$Z_m(m=1,2,\cdots,p_2)$ 表示时依的协变量。不难发现,上述公式中前后两部分协变量有重合的部分,这正好概括了部分预测既有时齐的部分,也有时依的部分。考虑到上述协变量的分类方式,在竞争风险模型框架下的疾病风险预测评估模型为:

(1)原因别疾病风险预测评估模型:

$$\alpha_{0j}[t \mid Z(t)] = \alpha_{0j;0}(t)\exp\left[\sum_{i=1}^{p_1}\beta_i Z_i + \sum_{m=1}^{p_2}\delta_m Z_m(t)\right] (j=1,2,\cdots,J) \quad (6\text{-}4)$$

(2)部分分布疾病风险预测评估模型:

$$\lambda_{01}[t \mid Z(t)] = \lambda_{01;0}(t) \exp\left[\sum_{i=1}^{p_1} \beta_i Z_i + \sum_{m=1}^{p_2} \delta_m Z_m(t)\right] \qquad (6\text{-}5)$$

（3）多中心竞争风险模型：

$$\alpha_{0j}^{(k)}[t \mid Z_{ki}(t)] = \alpha_{0j;0}(t) \exp\left[\sum_{i=1}^{p_1} \beta_i Z_i + \sum_{m=1}^{p_2} \delta_m Z_m(t) + \eta_k\right] \qquad (6\text{-}6)$$

$$(j = 1, 2, \cdots, J; k = 1, 2, \cdots, K)$$

式中，$J$ 表示竞争风险的个数，$K$ 表示中心个数。为了简化模型，仍然认为中心参数 $\eta_k$ 是时齐的。在纵向观察数据环境下，上述模型可以通过经典的 GEE 模型的处理方法，将每一个体的多次观察数据分解为多人的单次观测数据，然后就可以直接用针对队列随访数据的处理方法来处理。其中，累积原因别风险可以用 Nelson-Aalen 统计量来估计，累积部分分布风险可以用 Aalen-Johansen 统计量来估计；或者将其看作马尔可夫过程，用转移概率矩阵来处理。

## 二、实时函数型数据流的情形

### （一）基于原因别竞争风险模型的疾病风险预测评估的建模方法

在给定函数型预测因子 $Z(t)$ 的情况下，定义风险函数为：

$$\alpha[t \mid Z(t)] = \lim_{\Delta t \to 0} P\{t \leqslant T < t + \Delta t \mid T \geqslant t; Z(t)\} / \Delta t \qquad (6\text{-}7)$$

则模型为：

$$\alpha_{01}[t \mid Z(t)] = \alpha_{01;0}(t) \exp\left[\int_0^1 \beta_{01}^T(s) Z(s) \mathrm{d}s\right] \qquad (6\text{-}8)$$

$$\alpha_{02}[t \mid Z(t)] = \alpha_{02;0}(t) \exp\left[\int_0^1 \beta_{02}^T(s) Z(s) \mathrm{d}s\right] \qquad (6\text{-}9)$$

此处函数型参数 $\beta_{01}(s)$ 与 $\beta_{02}(s)$ 的含义不同于常规的回归参数，实际上，$\exp\left[\int_0^1 \beta_{01}^T(s) \mathrm{d}s\right]$ 与 $\exp\left[\int_0^1 \beta_{02}^T(s) \mathrm{d}s\right]$ 对应于当整个协变量函数 $Z(s)$ 变化一个单位时危险率函数的乘积增加量；更一般的情况下，$\beta_{01}(s)$ 与 $\beta_{02}(s)$ 可以理解为协变量函数 $Z(s)$ 的加权函数，用于刻画 $Z(s)$ 的整体贡献。不失一般性，此处积分区间假设为有限区间 $[0, 1]$，表征函数型预测因子的采集是在所关心的结局事件之前。上述模型建立了瞬时风险与协变量函数之间的关系，以及预测所关心事件的长期发生率。

（二）基于部分分布竞争风险模型的疾病风险预测评估的建模方法

给定函数型协变量 $Z(t)$，定义部分分布竞争风险模型下风险函数为：

$$\lambda[t \mid Z(t)] = \lim_{\Delta t \to 0} P\{t \leqslant T < t + \Delta t, \varepsilon = 1 \mid T \geqslant t \bigcup (T < t \bigcap \varepsilon \neq 1); Z(t)\} / \Delta t$$

式中，$\varepsilon = 1$ 表示观测到的所关心的事件结局为 1，公式 $T \geqslant t \bigcup (T < t \bigcap \varepsilon \neq 1)$ 表示除了未发生任何结局的个体之外，在 $t$ 时刻之前，已经观测到关心事件以外结局的个体都要纳入风险集中。函数型数据部分分布风险模型可以表示为：

$$\lambda_{01}[t \mid Z(t)] = \lambda_{01;0}(t) \exp\left[\int_0^1 \beta_{01}^T(s) Z(s) \mathrm{d}s\right] \tag{6-10}$$

其累计发生率函数为：

$$F_{01}[t \mid Z(t)] = 1 - \exp\left\{-\int_0^t \lambda_{01,0}(u) \exp\left[\int_0^1 \beta_{01}^T(s) Z(s) \mathrm{d}s\right] \mathrm{d}u\right\}$$

对函数型系数 $\beta_{01}(s)$ 的求解是进一步完成风险评估模型的基础，本研究将采用样条基（spline basis）函数加以逼近求解，令 $\varphi(s) = [\varphi_1(s), \varphi_2(s), \cdots, \varphi_b(s)]$ 表征某个样条基函数，则 $\beta_{01}(s) = \sum_{k=1}^b a_k \varphi_k(s)$，模型变为 $\lambda_{01}[t \mid Z(t)] = \lambda_{01;0}(t)$ $\exp(C^T B)$，其中 $C$ 是长度为 $b$ 的向量，第 $k$ 个元素为 $\int_0^1 \beta_{01}^T(s) \varphi_k(s) \mathrm{d}s$，这个积分仅为协变量函数和基函数的内积，可用数值积分求解。在此基础上，为保证 $\beta_{01}(s)$ 的光滑性，本项目拟采用带惩罚的偏似然函数求解，对样条系数 $C$ 予以惩罚，$l_\lambda^{(p)}(C) = \sum_{i:\delta_i = 1} \left\{C_i^T B - \log\left[\sum_{j:Y_j \geqslant Y_i} \exp(C_j^T B)\right]\right\} - \lambda P(C)$，其中 $P(C)$ 为指定的惩罚函数，$\lambda$ 为控制光滑性的参数。

（三）基于多中心竞争风险模型的疾病风险预测评估的建模方法

当存在地区间异质性时，亦可按照类似策略构建函数型数据的多中心竞争风险模型。

## 三、健康医疗大数据背景下构建疾病筛查模型的理论方法

健康医疗大数据背景下构建疾病筛查模型的目的是，采用廉价的筛查指标，从人群中筛检识别出可能患有某疾病的高危个体。其建模的理论方法简述如下。

（一）实时队列数据流的情形

运用机器学习方法中统计模式识别模型，包括 Logistic 回归模型、决策树、随机森林、人工神经网络、偏最小二乘（PLS-DA）、自适应增强（adaboost）、贝叶斯网络、支持向量机（SVM）等，建立疾病早期筛查的统计模式识别模型。如笔者所在的课题组基于山东多中心健康管理队列，利用上述机器学习算法，构建了基于影像组学大数据的甲状腺癌筛查模型和基于冠状动脉 CT（CTA）的冠状动脉硬化斑块负担的筛查模型，以及基于血压标志的非酒精性脂肪肝筛查模型。

（二）实时纵向监测数据流的情形

在此类纵向监测数据流中，同一个个体的暴露变量向量和结局变量均有多次观测，该类数据属于典型的纵向数据，实质是在一段时间内，对每个个体在不同的时间点进行观察记录，在处理此类数据时需要考虑变量的组内相关性，经典的方法通常是线性混合模型、广义线性混合模型等。该类传统模型的可解释性要比机器学习方法强，但预测能力却远远不如机器学习方法。因此，可以将相关的机器学习算法平行推广到纵向数据中，即采用纵向数据的机器学习算法构建针对在线实时纵向监测数据流的疾病模式识别模型。纵向数据的机器学习算法的实质和传统的算法无异，虽然每个个体因变量和自变量具有多次重复观测，但在运行时只需将表征个体的指示变量忽略，也就是说，假设对于个体 $i$ 有 $K$ 对观测数据 $(x_{i1}, y_{i1})$，$(x_{i2}, y_{i2})$，…$(x_{iK}, y_{iK})$，可将其作为独立的 $K$ 次观测，运用机器学习算法进行数据训练和建模。

（三）实时函数型数据流的情形

针对函数型数据，传统的处理方法是以函数线性回归模型为代表的回归策略。目前尚缺乏针对函数型数据的成熟的机器学习算法，其原因是传统的统计学习算法无法直接对函数型数据完成计算，一条函数型曲线从本质上来说是一个随机过程，蕴含着无穷维随机变量，故机器学习方法难以直接推广应用。笔者认为，可以采用 FPCA 机器学习两步法完成判别分析建模：首先对函数型数据采用 FPCA 机器学习，提取其泛函主成分特征，该步策略可成功地将函数型协变量曲线所蕴含的信息用泛函主成分得分向量代替，实现从无限维的函数曲线到有限维泛函主成分得分向量的跨越；进一步将这些泛函主成分得分向量当成自变量向量，采用机器学习算法用于判别模型的构建。通过 FPCA 这一技术桥梁，科学有效地实现了实时函数型数据流疾病筛检模型的建立。

## 第四节　大数据背景下制定健康/疾病干预策略的理论方法

### 一、健康医疗大数据背景下制定健康/疾病干预策略的基本理念

在健康/疾病管理的检测、风险评估和干预三个基本环节，干预是其根本落脚点。风险预测可根据关联分析的结果，但干预必须基于因果推断，即因果证据是健康/疾病干预决策制定的依据。

作为实验性研究的代表，RCT 一直是因果证据的"金标准"。在因果推断的反事实模型理论框架下，RCT 通过设计阶段的事前随机化，打断了混杂路 $X \leftarrow U \rightarrow Y$ 的效应，从而有效避免了众多混杂因子的影响，准确估计出暴露（干预措施）$X \rightarrow Y$（结局）的因果效应。然而，在当今的健康医疗大数据时代，以健康/疾病检测大数据为中心，从真实世界入手，基于非随机化观察性研究或准实验研究估计并逼近因果效应，将成为制定健康/疾病干预策略主要手段。美国食品药品管理局（FDA）曾提出，有意将 RWS 结论作为保健品、新药和医疗器械的审批证据。因此，如何在缺乏非随机化的观察性研究或准实验研究中，有效避免混杂偏倚而准确估计因果效应，就成为当今健康/疾病管理中必须解决的关键科学问题之一。目前广泛采用临床组学大数据驱动的观察性设计，筛选导致肿瘤等疾病发生、发展与转归结局的生物组学标志（如表观组标志、miRNA 标志）等。在这些大数据驱动的观察性研究中，由于缺乏随机化而难以有效控制混杂（尤其是未测量或不可观测混杂），往往导致结果不可信，甚至出现错误结论。因此，利用健康医疗大数据获取健康/疾病干预的证据时，必须在上述健康/疾病检测指标的关联分析基础上获得因果关系的证据，否则单纯依据关联分析不仅难以获取确切证据，甚至会得出错误的结论。

以下案例表明了在健康/疾病管理中,从大数据中推断因果效应的重要性:大量观察性研究发现,绝经女性采用雌激素替代疗法可显著降低心脏病的发病风险,预防心脏病的发生,但随后的大型临床试验证实,该效应是因"经济条件"等混杂因素所致的假因果关联;多个大型队列研究表明,他汀类药物能预防结直肠癌,但新近研究表明,这是胆固醇水平所产生的混杂作用;在美国发现的允许私人使用枪支与自杀的关联性,可能是精神因素等未观察混杂导致的假因果关联;多项大型队列研究结果显示,PM2.5与心血管病关联的研究结论不一致,有关联与无关联结论共存,令人费解。此外,依托笔者所在课题组构建的山东多中心健康管理纵向观察大数据所创建的"子宫肌瘤↔乳腺增生"双向随访队列研究结果表明,在调整了可知的潜在混杂因素后,由子宫肌瘤随访观察乳腺增生发生的 RR 值为 1.348,而由乳腺增生随访观察子宫肌瘤发生的 RR 值为 1.335;显然,根据专业知识,这是未测量混杂因子"激素"所导致的混杂效应,并非在"子宫肌瘤↔乳腺增生"间存在双向因果。同样,对"非酒精性脂肪肝↔代谢综合征"的双向随访队列研究结果也显示,在调整了可知的潜在混杂因子后,由脂肪肝随访观察代谢综合征发生的 RR 值为 1.70,而由代谢综合征随访观察脂肪肝发生的 RR 值为 1.94,尽管这种双向效应可由贝叶斯网络模型解释,但仍无法排除未观测的混杂效应。

以上案例说明,基于观察性研究,尤其是基于缺乏严格既定设计的现有健康医疗大数据所进行的研究,除了其不可避免的信息(测量)偏倚和选择偏倚外,往往难以收集、记录一些重要的混杂因子,从而导致在研究中广泛存在未观测混杂、不可测量混杂和因纳入模型调整的混杂因子不全或组合不合理而导致的剩余混杂,这些混杂无疑会歪曲真实的因果效应。此外,因错误地对碰撞节点变量调整也会引入新的选择偏倚,如在观察性研究中发现的肥胖降低死亡风险的悖论,正是碰撞偏倚的典型案例。因此,如何有效地去除混杂偏倚(尤其是未测量或不可观测偏倚),避免引入碰撞偏倚,从而推断并接近因果效应,是当今健康医疗大数据背景下制定健康疾病干预策略的一大瓶颈问题。

## 二、大数据背景下获取健康/疾病干预证据的因果推断理论基础

因果推断理论模型可分为反事实模型(counterfactual models)、图模型

(graphical models)、充分病因模型(SCCM)和结构方程模型(SEM)。在结构化的因果图模型的指导下，基于反事实框架下的统计模型推断并检验因果效应，是从健康医疗大数据中求证因果的指导思想。其中，反事实模型最早于1923年被提出，后来被他人扩展并结合到了图模型框架内，并发展和建立了完善的因果图理论(casual diagram)。目前，将"图模型"与"反事实模型"理论有机结合，已经成为研究因果推断方法的最佳策略。反事实模型是在人工随机化(如RCT)或自然随机化(如工具变量等)的框架下，借助于统计学推断求证因果关系；而图模型则是以有向无环图(directed acyclic graph, DAG)为工具，在反事实的框架内基于do-算子发展了有向分割准则、后门准则、前门准则、调整准则、工具变量准则等因果推断准则，这些准则已经成为从健康医疗大数据中进行因果推断的强有力工具。

（一）因果图的基本概念

因果图(casual diagram)是利用"图＋概率"的方式直观清晰地表达变量之间的时序关系、相关关系或因果关系等多种语义，它能够特别清晰地表达交互效应、效应修饰、中介效应、混杂偏倚、选择偏倚和信息偏倚等多种因果推断关键问题。因果图模型是根据变量之间的因果假定关系而抽象出来的一种图模型。图6-3所示是一个假定的因果图模型，借此说明因果图的基本术语。

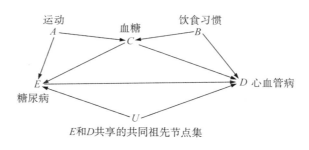

图6-3　假定的因果图模型

（1）边(edge)：边是连接两个变量之间的线或箭头。如果两个变量(如A→C)直接被边相连，则称其为"邻接"(adjacent)，否则称为"不邻接"(如A 与D)。直接连接两个变量的单向箭头表示变量之间的直接因果关系(如

$A \rightarrow C$）。

（2）顶点（note）：顶点是因果图中的变量（如图 6-3 中的 $A$、$B$、$C$、$E$、$D$）。

（3）路（path）：路是由正向箭头（→）、反向箭头（←）或连线（—）不间断地连接若干"点"而形成的路线，如 $E \leftarrow C \rightarrow D$、$A \rightarrow C \rightarrow D$、$B \rightarrow C \rightarrow E \rightarrow D$。路中的点称为"截断"（intercept），如路 $A \rightarrow C \rightarrow D$ 被点 $C$ 截断。

（4）因果路（causal path）：因果路是由一系列同向单向箭头相继连接若干点而形成的路，如 $A \rightarrow C \rightarrow D$ 是因果路，而 $E \leftarrow C \rightarrow D$ 不是因果路。

（5）祖先节点（ancestor node）和后代节点（descendant node）：在从变量 $X \rightarrow \cdots \rightarrow$ 变量 $Y$ 的因果路中，变量 $X$ 称为变量 $Y$ 的"祖先节点"，而变量 $Y$ 称为变量 $X$ 的"后代节点"，如 $A$、$B$、$C$ 均是 $E$、$D$ 的祖先节点，而 $E$、$D$ 则均是 $A$、$B$、$C$ 的后代节点。

（6）父母节点（parent node）和子女节点（child node）：连接变量 $X$ 与变量 $Y$ 的直接因果路 $X \rightarrow Y$ 中的变量 $X$ 称为变量 $Y$ 的"父母节点"，而变量 $Y$ 称为变量 $X$ 的"子女节点"，如 $A$、$C$ 是 $E$ 的父母节点，而 $C$、$E$ 是 $A$ 的子女节点。

（7）共享祖先节点（sharing ancestors）：在因果图中连接两个变量 $X$、$Y$ 之间的双向箭头（$X \leftrightarrow Y$）通常用于表示这两个变量共享一个或多个祖先节点（共同原因），但这些祖先节点以及它们之间的内在关系在因果图中未表示出来（未观察或测量）。通常，在因果图中用带有虚线箭头的字母 $U$ 表示这些未加定义的共享祖先，$U$ 可能是多个变量。例如，在空气污染水平高的时期内，儿童在家避免户外活动既可以减少污染物暴露水平，又可以独立地减少过敏原接触机会而降低哮喘发作风险。

（8）关联（association）：两个变量间不带箭头的连接（$X—Y$）表示因某种原因具有相关性，而非共享祖先节点或一个影响到另一个变量。通常用不带箭头的虚线表示在因果图中为关联原因未定义（或未测量）。

（9）后门路（backdoor path）：图 6-3 所示的因果图模型中，从 $E$ 到 $D$ 的所有路中，有箭头指向 $E$ 的所有非因果路称为"后门路"，包括 $E \leftarrow A \rightarrow C \rightarrow D$、$E \leftarrow C \rightarrow D$、$E \leftarrow C \rightarrow B \rightarrow D$、$E \leftarrow A \rightarrow C \leftarrow B \rightarrow D$。

（10）前门路（frontdoor path）：因果图 6-3 中，从 $A$ 到 $D$ 的所有路中，从 $A$ 发出的所有非直接因果路称为"前门路"，包括 $A \rightarrow C \rightarrow D$、$A \rightarrow C \rightarrow E \rightarrow D$、

$A{\rightarrow}E{\rightarrow}D$、$A{\rightarrow}C{\leftarrow}B{\rightarrow}D$。

(11)碰撞节点(collides):在后门路 $E{\leftarrow}A{\rightarrow}C{\leftarrow}B{\rightarrow}D$ 中,有两个箭头同时指向 $C$,则 $C$ 称为"碰撞节点"。

(12)阻塞路(blocked path)和未阻塞路(unblocked path):如果某通路中含有一个或多个碰撞节点,则该路称为"阻塞路",否则称为"未阻塞路"。例如,图中的后门路 $E{\leftarrow}A{\rightarrow}C{\leftarrow}B{\rightarrow}D$ 在 $C$ 处被阻塞,而路 $E{\leftarrow}A{\rightarrow}C{\rightarrow}D$ 为未阻塞路,因为该路中不含任何碰撞节点。

### (二)推断的若干准则

(1)调整准则(adjustment criterion)。尽管现实世界中健康医疗大数据集内的变量角色及其相互关系错综复杂,但针对推断任意两个变量 $X{\rightarrow}Y$ 的因果效应的问题,依据第三变量 $U$ 的角色不同,均可简化和抽象为如图 6-4(A~D)所示的四种简单图模型(DAG)。

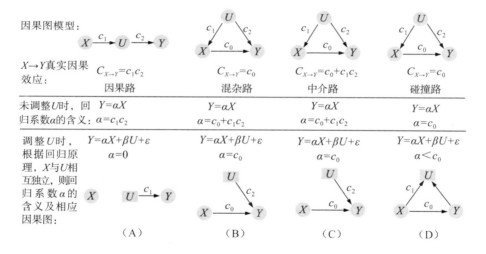

图 6-4　因果效应($X{\rightarrow}Y$)的四种基本图模型及对 $U$ 施加不同条件(回归调整)的后果

由图 6-4 可知,当不对 $U$ 施加条件,用标化回归模型 $Y{=}\alpha X$ 的回归系数 $\alpha$ 推断 $X{\rightarrow}Y$ 因果效应时,对因果路(A)、中介路(C)和碰撞路(D),$\alpha$ 等于 $X{\rightarrow}Y$ 的因果效应;而对混杂路(B)而言,$\alpha$ 就歪曲了 $X{\rightarrow}Y$ 的因果效应。然而,而当对 $U$ 施加条件,即将其纳入模型 $Y{=}\alpha X{+}\beta U$ 时,根据回归原理,$X$ 与 $U$ 独立了;这对于混杂路(B)而言,就打断(控制)了混杂路 $X{\leftarrow}U{\rightarrow}Y$,则

回归系数 $\alpha$ 就是 $X \rightarrow Y$ 的因果效应；而对因果路（A）和中介路（B）而言，因 $X$ 与 $U$ 独立而打断了因果路 $X \rightarrow U \rightarrow Y$，导致 $\alpha$ 小于 $X \rightarrow Y$ 的因果效应；特别地，对于碰撞路（D），因对碰撞节点 $U$ 施加了条件而引入了负向偏倚，也使 $\alpha$ 小于 $X \rightarrow Y$ 的因果效应。因此，回归调整准则在因果推断中是一把双刃剑，使用合理则效果好，使用不当则会导致偏倚而歪曲因果效应。

针对不同类型及不同特征的健康医疗大数据，可灵活使用相应的回归或相关技术，构建适宜的因果推断模型。对于混杂效应 $U$（见图 6-4B），当 $Y$ 服从正态分布且 $X \rightarrow Y$ 呈线性效应时，可用线性模型 $Y = \beta_1 X + \beta_2 U$ 推断 $X \rightarrow Y$ 的因果效应；当 $Y$ 为二分类变量时，可以通过概率线性模型 $P(Y|X, U) = \beta_0 + \beta_1 X + \beta_2 U + \varepsilon$、Logistic 模型 $\text{Logit}[P(Y|X, U)] = \beta_0 + \beta_1 X + \beta_2 U$ 和对数线性模型 $\log[P(Y|X, U)] = \beta_0 + \beta_1 X + \beta_2 U$，分别在 AR、OR 和 RR 尺度上推断 $X \rightarrow Y$ 的因果效应；当 $Y$ 为 Poisson 分布、$\gamma$ 分布等其他分布时，估计 $X \rightarrow Y$ 的因果效应可采用广义线性模型（GLM）$f(Y) = \beta_0 + \beta_1 X + \beta_2 U$，其中 $f(Y)$ 为连接函数；当存在非独立数据时，如纵向健康体检数据、层次结构数据、群聚数据等，可采用 GEE 估计 $X \rightarrow Y$ 的因果效应。

（2）有向分隔准则（D-separation）和有向连接准则（D-connectedness）。如果连接两个变量（或变量集合）的所有路均被关闭，则称为两个变量（两个变量集合）被有向分隔，否则被有向连接。有向分隔包括三种情形：路中含碰撞节点（$X \rightarrow Y \leftarrow Y$），通过回归模型 $Y = \beta_1 X + \beta_2 U$ 对因果路的中介变量（见图 6-4C）施加条件（$X \rightarrow [U] \rightarrow D$），通过回归模型 $Y = \beta_1 X + \beta_2 U$ 对混杂路上的混杂因子（见图 6-4B）施加条件（$E \leftarrow [U] \rightarrow D$）。有向分隔后，$X$ 与 $Y$ 条件独立，即符合马尔科夫准则。在因果推断中，有向分隔准则是识别和创建变量独立性的有力工具。

（3）后门准则（backdoor criterion）和前门准则（the frontdoor criterion）。设 $S$ 是后门路上的节点的集合，若 $S$ 满足：①$S$ 不包含 $X$ 的后代节点；②对 $S$ 施加条件后，没有开放的后门路，即可将所有后门路关闭，此时称 $S$ 满足后门准则。关闭所有后门路后，才能推断暴露（$X$）对结局（$Y$）的因果作用。设 $S$ 是前门路上的节点的集合，若 $S$ 满足：①$S$ 阻断了所有从暴露（$X$）到结局（$Y$）因果路；②从暴露（$X$）到 $S$ 不存在后门路；③从 $S$ 到结局（$Y$）的所有后门路均被暴露（$X$）关闭，此时称 $S$ 满足前门准则。开放所有前门路后，才能推断因果作用。

图 6-5A 中,$Z$ 满足前门准则,且前门路 $X \to Z \to Y$ 开放。若推断 $X$ 对 $Y$ 的因果作用,可利用前门准则:先估计 $X \to Z$,此时需关闭 $X \leftarrow U \to Y \leftarrow Z$(因 $Y$ 是碰撞节点,故自然关闭),故 $X \to Z$ 为 $\beta_1$;再估计 $Z \to Y$,此时需通过调整 $X$ 关闭 $Z \leftarrow X \leftarrow U \to Y$ 得到 $\beta_2$。所以 $X$ 对 $Y$ 的因果作用为 $\beta_1 \times \beta_2$。当存在未观测到的混杂因子时,前门准则更有优势。

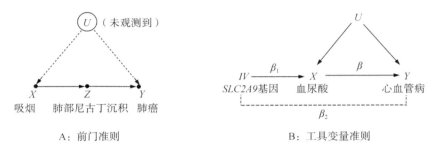

图 6-5　因果推断的前门准则(A)和工具变量准则(B)

(4)工具变量准则(instrumental variables criterion)。如图 6-5B 所示,在推断暴露($X$)对结局($Y$)的因果作用时,如果存在一个工具变量,满足:①该工具变量对 $X$ 有因果作用;②该工具变量与混杂($U$)独立;③给定 $X$ 和 $U$ 后,该工具变量与 $D$ 条件独立,则该工具变量就是推断 $X$ 对 $Y$ 因果作用的工具变量。工具变量准则是观察性研究中推断因果作用的有效手段,尤其是存在未观测的混杂因素时更加优势。例如,在推断血尿酸水平对心血管病的因果作用 $\beta$ 时,由于存在不可观测的混杂 $U$,则可以用尿酸转运子基因 $SLC2A9$(rs11722228)的基因型作为工具变量,此时 $\beta = \beta_2 / \beta_1$。

**(三)大数据背景下获取健康/疾病干预证据的因果推断方法**

**1.因果推断方法概述**

根据前述的若干因果推断准则,目前已经发展出了多种适宜于从健康医疗大数据关联分析结果中继续推断因果效应的方法。尽管这些方法在应对上述混杂偏倚时仍各有其局限性,但仍然是目前从观察性健康医疗大数据求证因果关系的主流方法。其中,双重差分(DID)和断点回归(RD)等准实验设计方法侧重于评估具有明显干预节点(如政策措施)的效应,但难以评估自然无明显时间节点的暴露对结局的因果效应。以倾向性得分(PS)为代表的匹配方法主要针对已测量混杂因素,不太适合处理未测量或不可观测混杂;此外,在观察性中,有时难以获得足够而准确的混杂匹配因子而易导致剩余混杂,或因匹配变量选择不当易导致偏倚放大和引入碰撞偏倚。基于逆概率加权估计(IPW)的边际结构模型(MSM)主要是控制随时间变化的已知混杂,它在观察性研究中也不适于控制各种未知混杂。近年来发展起来的敏感性分析(SA)方法能评估未知混杂因子的影响,但不能从观察性研究中去除其混杂效应并推断因果效应的大小。理论上,工具变量(IV)是目前控制不可测量或未观测混杂的有效方法,因而特别适用于从健康医疗大数据中推断因果效应,但其存在假设苛刻且不可检测,难以找到完美工具变量,易产生弱工具变量偏倚或剩余偏倚等问题。已有研究尝试使用阴性对照等外部变量控制未知混杂,该类方法有望在健康医疗大数据中控制混杂,推断因果关系。

需要注意的是,在从健康医疗大数据中求证因果关系时,必须区分两个条件概率 $P[Y|X]$ 和 $P[Y|do(X)]$。依据因果推断 do-算子准则,因果关系是指对一个变量 $X$ 施加干预(do)后,导致另一变量 $Y$ 发生变化,则 $X$ 是 $Y$ 的因,概率上表示为 $P[Y|do(X)]$,而不是关联分析层面的条件概率 $P[Y|X]$。例如,若 $X_{t1}$ 是饮酒量,$Y$ 为血糖水平,$U$ 是未观测混杂(如饮食、吸烟等行为习惯),$X_{t2}$ 是被诊断糖尿病后的饮酒量;由于个体被诊断为糖尿病,其可能会减少饮酒量,貌似 $Y \rightarrow X_{t2}$ 存在因果关系。但根据上述干预准则,它仅是给定血糖水平($Y$)条件下观察到饮酒($X_{t2}$)的条件概率 $P[X_{t2}|Y]$,而并非是"干预"血糖水平后饮酒($X_{t2}$)的因果 $P[X_{t2}|do(Y)]$。事实上,通过服用降糖药等干预患者的血糖水平并不能导致其饮酒量($X_{t2}$)改变,所以 $Y \rightarrow X_{t2}$ 不存在因果,即双向因果 $X_{t1} \rightarrow Y \rightarrow X_{t2}$ 不存在。

2.案例分析——干预血尿酸能否预防心脑血管疾病

下面以推断血尿酸水平对心血管病的因果效应为例,说明如何采用工具变量方法,从观察性健康管理队列中推断因果关系。

(1)背景:实验研究表明,尿酸是一种强大的抗氧化剂,因此有学者提出维持高尿酸水平可用于预防心血管疾病和某些癌症的发生。然而,通过大量的观察性队列研究,并没有观察到高尿酸水平对心血管病的保护作用;相反,多数队列研究的随访结果却支持高水平血尿酸是缺血性心脏病、高血压与不良心血管事件的风险因素;而且,基于前瞻性队列研究的荟萃分析结果进一步支持了这种结论,并认为高尿酸是导致心血管病的独立危险因素。针对这种与实验研究相反的结论,有学者提出了各种假设,例如肾素释放的上调和随后的级联相关的内皮功能下降,基于此,在没有确证的因果关联的情况下,可能的解释是存在逆因果关系,即被诊断为缺血性心脏病之前的临床前动脉粥样硬化可能导致尿酸水平升高。也有研究认为,是某些混杂因素导致的混淆作用;因此,使用上述回归调整准则后发现,与未调整的关联相比,调整后与缺血性心脏病的关联减弱(不调整疾病混杂因素的 RR 值为1.34,其 95%CI 为 1.19~1.49;调整后 RR 值为 1.09,其 95%CI 为 1.03~1.16),所以尽管关联性减弱,但仍具有统计学意义。因此,尿酸是导致心血管病的独立危险因素还是保护因素,仅在关联分析层面仍难以阐明。如果二者确有因果关系,则有望通过干预尿酸水平(如药物干预)来预防心血管病的发生。

另外,代谢综合征及其组分(高血糖、高血压、肥胖、血脂异常)已被确证为心血管病的危险因素,是心血管病病因链上的中间环节。如果能够证明高尿酸血脂是导致代谢综合征及其组分的独立危险因素,则也可以证明高尿酸水平是在心血管病病因链的上游通过作用于代谢综合征及其组分而间接导致心血管病的发生。笔者基于山东多中心健康管理队列的关联分析表明,升高的尿酸水平是导致代谢综合征及其组分的独立危险因素,该研究结果与国内外大量的类似研究一致;甚至个别动物学实验研究表明,利用药物降低体内血尿酸的水平可以降低动物的血压、体重、三酰甘油和血糖的水平。倘若果真如此,那么在心血管病的健康管理中,就可通过干预血尿酸水平(如使用降低血尿酸的药物)预防代谢综合征及其组分(高血糖、高血压、肥胖、血脂异常)的发生,进而间接地预防心血管病的发生。

(2)因果图模型:根据上述因果图模型概念和因果推断准则,结合上述关联分析结果所提供的线索,针对血尿酸与心血管病的因果关系推断问题,可提出如图 6-6 所示的因果图模型。根据此因果图模型,血尿酸对心血管病的因果效应可能存在两条途径:一条是血尿酸直接作用于心血管病,但也有可能这条途径完全是由未观测的混杂因素 $U$(年龄、性别、生活习惯等)所导致的假关联,血尿酸与心血管病实质上不存在因果关系(即 $\beta_1=0$);另一条途径是血尿酸作用于代谢综合征,进而导致心血管病的发生,但上述观察到的血尿酸与代谢综合征的关联性也可能是未观测的混杂因素 $U$ 所导致的假关联,血尿酸与代谢综合征实质上不存在因果关系(即 $\beta_2=0$)。

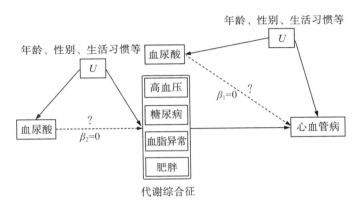

图 6-6　血尿酸、代谢综合征、心血管病间的因果图模型

　　(3)因果推断:上述因果推断的工具变量准则是控制未测量混杂因素 $U$,推断血尿酸对心血管病、代谢综合征因果效应的适宜方法。如果能够找到一个变量 $IV$,满足:①$IV$ 与血尿酸具有很强的相关性;②$IV$ 只有通过血尿酸而作用于心血管病或代谢综合征;③$IV$ 与未知混杂因素 $U$ 无相关关系,则可以借助工具变量 $IV$ 来推断上述因果关系。其基本思想是,通过二阶段回归分析来消除未知混杂因素 $U$ 与血尿酸之间的关联性,从而得到即 $\beta_1$ 或 $\beta_2$ 无偏的效应估计值。即第一阶段回归,利用寻找到的工具变量 $IV$ 通过回归分析的方法将血尿酸的效应分解为与混杂因素 $U$ 相关和与混杂因素 $U$ 不相关的两个部分;第二阶段回归,利用第一阶段回归中得到的与混杂因素 $U$ 不相关的干预措施估计值替换原有的干预措施来估计其效应值。

　　$SLC2A9$ 是新近发现的尿酸转运子,研究表明该基因的单核苷酸多态性位点(rs11722228)直接影响了血清尿酸水平。因此,rs11722228 可以作为推断血尿酸到心血管病或血尿酸到代谢综合征因果关系的工具变量 $IV$。$SLC2A9$ 基因位于 4 号染色体上,其单核苷酸多态性位点 rs11722228 有 TT、TC、CC 三个基因型。按照孟德尔自由组合定理,人群中的任一个体为 TT、TC、CC 基因型的概率完全随机,因此分别具有 TT、TC、CC 的三组样本人群可认为是完全随机的,即借助于孟德尔自由组合定理,三组间的血尿酸测量值达到了自然随机化;这类似于采用 RCT 而获得的人工随机化,因此达到了完全随机效应。由此,在理论上打断了图 6-5B 中 $U$ 与 $X$(血尿酸)之间的关联性,使混杂路 $X \leftarrow U \rightarrow Y$ 被阻断,因此比较不同基因型(TT、TC、CC)组别之间的血尿酸水平而得到的血尿酸 $X$ 与 $Y$ 之间的关联性,即为它们之间的因果效应,这种设计方法又称为"孟德尔随机设计"。

如图 6-5 所示,对于暴露 $X$ 和结局 $Y$ 均为数值变量的情形,孟德尔随机化的参数估计采用两阶段最小二乘法:第一阶段,建立回归模型 $\hat{X} = \alpha_1 + \beta_1 IV$;第二阶段,$Y = \alpha + \beta \hat{X}$;那么,$\beta$ 即为 $X \rightarrow Y$ 的因果效应估计。本例心血管病、代谢综合征及其组分均是随访得到的两分类变量,其估计方法的第二步采用 Cox 模型估计。

首先,基于两个大型队列,以上述 rs11722228 作为工具变量,采用孟德尔随机化设计,已经证实 $\beta_1$ 等于零,其 $\exp(\beta_1) = RR = 0.87$,95%CI 为 0.69~1.09,因此不能拒绝 $H0:\beta_1 = 0$ 的原假设,所以推断血尿酸与心血管病之间不存在因果关系,血尿酸既不是心血管病的危险因素,也不是其保护因子,二者之间是独立的。

进一步,笔者基于山东多中心健康管理队列所构建的女性代谢综合征及其组分的随访队列,仍然以上述 rs11722228 作为工具变量,采用孟德尔随机化设计的分析结果如表 6-1 所示。

**表 6-1** 尿酸与代谢综合征及其组分之间的关系

| 表型 | 模型 | HR | HR95%上限 | HR95%下限 | $p$ 值 |
|---|---|---|---|---|---|
| | 模型 1 | 1.717 | 1.375 | 2.144 | 0.000 |
| 代谢综合征 | 模型 2 | 1.500 | 1.202 | 1.871 | 0.000 |
| | 模型 3 | 1.364 | 1.046 | 1.777 | 0.034 |
| | 孟德尔随机化设计 | 0.697 | 0.117 | 4.169 | 0.692 |

续表

| 表型 | 模型 | HR | HR95%上限 | HR95%下限 | $p$ 值 |
|---|---|---|---|---|---|
| 糖尿病 | 模型 1 | 1.416 | 1.064 | 1.883 | 0.017 |
|  | 模型 2 | 1.247 | 0.942 | 1.651 | 0.123 |
|  | 模型 3 | 1.053 | 0.776 | 1.427 | 0.742 |
|  | 孟德尔随机化设计 | 0.233 | 0.024 | 2.249 | 0.208 |
| 血脂异常 | 模型 1 | 1.288 | 1.089 | 1.523 | 0.003 |
|  | 模型 2 | 1.284 | 1.084 | 1.523 | 0.004 |
|  | 模型 3 | 1.210 | 1.013 | 1.445 | 0.035 |
|  | 孟德尔随机化设计 | 0.907 | 0.222 | 3.702 | 0.892 |
| 高血压 | 模型 1 | 1.274 | 1.051 | 1.544 | 0.017 |
|  | 模型 2 | 1.230 | 1.015 | 1.041 | 0.035 |
|  | 模型 3 | 1.078 | 0.880 | 1.321 | 0.532 |
|  | 孟德尔随机化设计 | 1.499 | 0.396 | 25.665 | 0.551 |
| 肥胖 | 模型 1 | 1.139 | 0.936 | 1.385 | 0.195 |
|  | 模型 2 | 1.144 | 0.937 | 1.397 | 0.187 |
|  | 模型 3 | 1.114 | 0.919 | 1.350 | 0.270 |
|  | 孟德尔随机化设计 | 0.901 | 0.238 | 3.539 | 0.901 |

注:模型 1:不调整任何混杂;模型 2:调整年龄;模型 3:调整年龄及其他代谢综合征之分。

由表 6-1 可知,仅采用普通的回归调整策略,调整已知的混杂因子,结果显示多数情况下,血尿酸与代谢综合征及其组分具有关联性;rs11722228 作为工具变量,经孟德尔随机化分析后,血尿酸水平与代谢综合征及其组分均无因果关系,血尿酸既不是代谢综合征及其组分的危险因素,也不是其保护因子,二者之间是独立的。因此,血尿酸不会通过作用于代谢综合征而间接影响心血管疾病的发生。

(4)结论:血尿酸既不是心血管疾病的病因因子,也不是代谢综合征的病因因子,因而在心血管疾病的健康管理中,不能试图通过干预血尿酸水平来预防代谢综合征及心血管疾病。

## 第五节　健康风险评估的前景及意义

　　健康风险评估是健康服务产业的新动向,为我国健康服务产业的发展提出了更高的要求,塑造了更加广阔的前景,具体来说有以下几点。

　　(1)加快了全面建成小康社会的进程。全面建成小康社会有多方面的具体目标,健康就是其中不可或缺的一个目标。在 2016 年 8 月 20 日召开的全国卫生与健康大会上,习近平总书记发表了重要讲话,指示要把人民健康放在优先发展的战略地位,以普及健康生活、优化健康服务、完善健康保障、建设健康环境、发展健康产业为重点,加快推进"健康中国"建设,努力全方位、全周期地保障人民健康。2017 年 9 月 7 日,中共北京市委、北京市人民政府印发了《"健康北京 2030"规划纲要》,各地区也相继开展了"健康城市"建设。

　　健康服务产业的目标不仅是针对已病患者进行治疗,最重要的还是针对未病个体的健康保障。在对未病个体的健康保障工作中,健康评估起着关键的作用。从个体方面来讲,通过健康评估,个体能够了解自己未来慢性病的发生风险以及危险因素,从而通过健康管理来进行健康干预,达到管理自身健康的目的;从群体方面来讲,通过健康评估,可以了解人群的健康状况,从而合理分配卫生资源。可以看出,通过健康评估,可以推动健康服务产业的协调健全发展,同时快速发展的健康服务产业能够提供更加丰富的与健康相关的产品与服务,进而有效提升人民的健康素质,改善人民的生活质量。

　　(2)推进经济结构调整和供给侧结构性改革。根据权威机构预测,2013～2021 年是我国老龄化的快速发展阶段,年均增加 700 万老人;2022～2030 年为老龄化急速发展阶段,年均增加 1260 万老人。党的十八届五中全会通过的"十三五"规划建议中提出,通过购买服务、股权合作等方式支持各类市场主体增加养老服务和产品供给。推进健康产业发展,满足老年人的服务与产品需求,是积极应对人口老龄化的现实而紧迫的要求。

　　健康管理包括健康/疾病检测、健康/疾病风险评估、健康/疾病干预,其中健康风险评估是处于中间的关键环节,能够推进健康管理乃至健康服务行业的专业化、规范化发展。通过实施团体健康评估,可以快速认识和把握人民群众的消费需求,及时、有针对性地提供相应的产品服务,从而切实解决资源错配问题。所以,我国政府突出强调要强化供给侧结构性改革,这就需要解决好健康服务产业中产品和服务的供给问题,其无疑是推进经济结构调整和供给侧结构性改革的重要领域。

(3)以健康风险评估为核心的健康服务产业蕴含着巨大的发展潜力。目前,美国、德国、日本等发达国家的健康服务产业占国家 GDP 的 10% 以上,并且逐渐成为支柱性产业。相比之下,目前我国的健康服务产业增加值仅占 GDP 的 4%～5%,这种差距意味着我国的健康服务产业拥有广阔的发展前景。随着老年人口的不断增加,人民收入水平的逐渐提高以及健康意识的日益增强,对健康相关的产品与服务的消费需求必然会不断增长。另外,健康服务发展的政策环境也日趋完善,如 2013 年 9 月,国务院发布了《关于促进健康服务业发展的若干意见》,对健康服务业的发展进行了明确的规划与部署,提出要基本建立覆盖全生命周期、内涵丰富、结构合理的健康服务业体系,打造一批知名品牌和良性循环的健康服务产业集群,并形成一定的国际竞争力,基本满足广大人民群众的健康服务需求。在此背景下,国内健康产业的发展速度逐渐加快,行业发展基础逐步夯实。通过对多个地方的调研来看,各地普遍十分重视健康产业的发展,为促进健康产业的发展提供了很多便利条件,使得近几年来我国的健康产业得到了快速发展,一些具有竞争力的特色品牌企业开始逐渐出现。

诚然,受知识背景、理论水平与实践经验等多方面的限制,笔者在本书中所提出的"健康医疗大数据驱动的健康/疾病管理学理论方法体系"恐怕仅仅能起到抛砖引玉的作用,还有待完善。相信随着大数据科学的发展,尤其是人工智能和认知计算科学的发展,健康医疗大数据驱动的健康/疾病管理学理论方法体系必将逐渐趋于完善。

# 主要参考文献

## 一、中文文献

［1］陈君石. 健康管理师［M］. 北京：中国协和医科大学出版社，2007.

［2］吴桂贤，吴兆苏，何炳林，等. 我国 16 省市脑卒中流行病学特征［J］. 中华医学杂志，1994，74（5）：281-283.

［3］刘静，赵冬，王薇，等. 中国多省市心血管病危险因素队列研究与美国弗莱明翰心脏研究结果的比较［J］. 中华心血管病杂志，2004，32（2）：167-172.

［4］吴海云，潘平，何耀，等. 肺癌发病危险评估方法［J］. 中华健康管理学杂志，2007，1（1）：30-33.

［5］黄建始，陈君石. 健康管理在中国的历史、现状和挑战［J］. 中华全科医师杂志，2007，6（1）：45-47.

［6］中华医学会健康管理学分会. 健康管理概念与学科体系的中国专家初步共识［J］. 中华健康管理学杂志，2009，3（3）：141-147.

［7］王培玉. 健康管理理论与实践的现状、问题和展望［J］. 中华健康管理学杂志，2015，9（1）：2-6.

［8］中国成人血脂异常防治指南修订联合委员会. 中国成人血脂异常防治指南（2016 年修订版）［J］. 中国循环杂志，2016，16（10）：15-35.

［9］薛付忠. 健康医疗大数据驱动的健康管理学理论方法体系［J］. 山东大学学报（医学版），2017，55（6）：1-29.

[10]刘娅飞,邢娉,徐秀琴,等. 山东多中心健康管理纵向观察队列[J].山东大学学报(医学版),2017,55(6):30-36.

## 二、外文文献

[1]DZAU V J，ANTMAN E M，BLACK H R，et al. The cardiovascular disease continuum validated：clinical evidence of improved patient outcomes-part Ⅰ：pathophysiology and clinical trial evidence（risk factors through stable coronary artery disease）[J]. Circulation，2006，114(25)：2850-2870.

[2]DZAU V J，ANTMAN E M，BLACK H R，et al. The cardiovascular disease continuum validated：clinical evidence of improved patient outcomes-part Ⅱ：clinical trial evidence（acute coronary syndromes through renal disease）and future directions[J]. Circulation，2006，114(25)：2871-2891.

[3]O'ROURKE M F，SAFAR M E，DZAU V. The cardiovascular continuum extended：aging effects on the aorta and microvasculature[J]. Vascular Medicine，2010，15(6)：461-468.

[4]VASSILIADIS E，BARASCUK N，DIDANGELOS A，et al. Novel cardiac-specific biomarkers and the cardiovascular continuum[J]. Biomarker Insights，2012，7(7)：45-57.

[5]WILD C P. The exposome：from concept to utility[J]. International Journal of Epidemiology，2012,41(1)：24.

[6]WILD C P. Complementing the genome with an "exposome"：the outstanding challenge of environmental exposure measurement in molecular epidemiology[J]. Cancer Epidemiology，Biomarkers & Prevention，2005，14(8)：1847-1850.

[7]MORTIMER J T，SHANAHAN M J. Handbook of the life course[M]. Springer US，2003.

[8]BEN-SHLOMO Y，KUH D. A life course approach to chronic disease epidemiology：conceptual models，empirical challenges and interdisci-

plinary perspectives[J]. International Journal of Epidemiology，2002，31 (2)：285-293.

[9]KUH D，BEN-SHLOMO Y，LYNCH J，et al. Life course epidemiology[J]. Journal of Epidemiology and Community Health，2003，57 (10)：778-783.

[10]STEYERBERG E W，VERGOUWE Y. Towards better clinical prediction models：seven steps for development and an ABCD for validation [J]. European Heart Journal，2014，35(29)：1925-1931.

[11]STEYERBERG E W. Clinical prediction models：a practical approach to development，validation，and updating[M]. New York，Springer US，2009.

[12]MOONS K G，KENGNE A P，GROBBEE D E，et al. Risk prediction models：Ⅱ. External validation，model updating，and impact assessment[J]. Heart，2012，98(9)：691.

[13]PATEL A，MACMAHON S，CHALMERS J，et al. Effects of a fixed combination of perindopril and indapamide on macrovascular and microvascular outcomes in patients with type 2 diabetes mellitus（the ADVANCE trial）：a randomised controlled trial[J]. Lancet，2007，370 (9590)：829-840.

[14]STEVENS R J，KOTHARI V，ADLER A I，et al. The UKPDS risk engine：a model for the risk of coronary heart disease in Type Ⅱ diabetes（UKPDS 56)[J]. Clinical Science，2001，101(6)：671-679.

[15]ANDERSON K M，ODELL P M，WILSON P W，et al. Cardiovascular disease risk profiles[J]. American Heart Journal，1991，121(1)：293-298.

[16]JACOBSON T A，GUTKIN S W，HARPER C R. Effects of a global risk educational tool on primary coronary prevention：the atherosclerosis assessment via total risk（AVIATOR）study[J]. Current Medical Research & Opinion，2006，22(6)：1065-1073.

[17]SESHADRI S，WOLF P A. Lifetime risk of stroke and dementia：current concepts，and estimates from the framingham study[J]. Lancet

Neurology，2007，6(12)：1106.

[18]ISHIKAWA S，MATSUMOTO M，KAYABA K，et al. Risk charts illustrating the 10-year risk of stroke among residents of Japanese rural communities：the JMS cohort study[J]. Journal of Epidemiology，2009，19(2)：101.

[19]BORGLYKKE A，ANDREASEN A H，KUULASMAA K，et al. Stroke risk estimation across nine European countries in the MORGAM project[J]. Heart，2010，96(24)：1997-2004.

[20]LIU J，HONG Y，WU Z，et al. Predictive value for the Chinese population of the Framingham CHD risk assessment tool compared with the Chinese multi-provincial cohort study[J]. Journal of the American Medical Association，2004，291(21)：2591.

[21]WU G X，WY Z S，LIU J，et al. A study on the incidence of cardiovascular disease on the metabolic syndrome in 11 provinces in China[J]. Chinese Journal of Epidemiology，2003，24(7)：551-553.

[22]PANDYA A，SY S，CHO SYLVIA，et al. Cost-effectiveness of 10-year risk thresholds for initiation of statin therapy for primary prevention of cardiovascular disease[J]. JAMA，2015，314(2)：142-150.

[23]CHIEN K L，SU T C，HSU H C，et al. Constructing the prediction model for the risk of stroke in a Chinese population：report from a cohort study in Taiwan[J]. Stroke，2010，41(9)：1858.

[24]LIAO Y，MCGEE D L，COOPER R S，et al. How generalizable are coronary risk prediction models? comparison of Framingham and two national cohorts[J]. American Heart Journal，1999，137(5)：837-845.

[25]MATHENY M，MCPHEETERS M L，GLASSER A，et al. Systematic review of cardiovascular disease risk assessment tools[J]. Evidence Syntheses/Technology Assessments，2011(4)：281-282.

[26]COX D R. Regression models and life-tables[J]. Journal of the Royal Statistical Society，1972，34(2)：527-541.

[27]COLDITZ G A，ATWOOD K A，EMMONS K，et al. Harvard

report on cancer prevention volume 4：harvard cancer risk index. risk index working group，Harvard center for cancer prevention[J]. Cancer Causes & Control，2000，11(6)：477-488.

[28]BREIMAN L. Random forests[J]. Machine Learning，2001，45 (1)：5-32.

[29]ISHWARAN H，KOGALUR U B，BLACKSTONE E H，et al. Random survival forests[J]. Annals of Applied Statistics，2008，2(3)：841-860.

[30]PRENTICE R L，KALBFLEISCH J D，PETERSON A V，et al. The analysis of failure times in the presence of competing risks[J]. Biometrics，1979，34(4)：541-554.

[31]FINE J P，GRAY R J. A proportional hazards model for the subdistribution of a competing risk[J]. Journal of the American Statistical Association，1999，94(446)：496-509.

[32]WU Y，LIU X，LI X，et al. Estimation of 10-year risk of fatal and nonfatal ischemic cardiovascular diseases in Chinese adults[J]. Circulation，2006，114(21)：2217-2225.

[33]BINEAU S，DUFOUIL C，HELMER C，et al. Framingham stroke risk function in a large population-based cohort of elderly people：the 3C study[J]. Stroke，2009，40(5)：1564-1570.

[34]LIAO Y，MCGEE D L，COOPER R S，et al. How generalizable are coronary risk prediction models? comparison of Framingham and two national cohorts[J]. American Heart Journal，1999，137(5)：837-845.

[35]ORFORD J L，SESSO H D，STEDMAN M，et al. A comparison of the Framingham and European society of cardiology coronary heart disease risk prediction models in the normative aging study[J]. American Heart Journal，2002，144(1)：95-100.

[36]SENN S，SCOTT M，BLOOMFIELD P. Competing risks：a practical perspective[J]. Technometrics，2006，50(3)：411.

[37]Kleinbaum D G，Klein M. Survival analysis：a self-learning text

[M]. New York，Springer，2012.

[38]RUAN P K，GRAY R J. A method for analyzing disease-specific mortality with missing cause of death information[J]. Lifetime Data Analysis，2006，12(1)：35-51.

[39]LUSIS A J，ATTIE A D，REUE K. Metabolic syndrome：from epidemiology to systems biology[J]. Nature Reviews Genetics，2008，9 (11)：819-830.

[40]FERKET B S，VAN KEMPEN B J，WIEBERDINK R G，et al. Separate prediction of intracerebral hemorrhage and ischemic stroke[J]. Neurology，2014，82(20)：1804-1812.

[41]CONCATO J，PEDUZZI P，HOLFORD T R，et al. Importance of events per independent variable in proportional hazards analysis. Ⅰ. background，goals，and general strategy[J]. Journal of Clinical Epidemiology，1995，48(12)：1495-1501.

[42]PEDUZZI P，CONCATO J，FEINSTEIN A R，et al. Importance of events per independent variable in proportional hazards regression analysis. Ⅱ. accuracy and precision of regression estimates[J]. Journal of Clinical Epidemiology，1995，48(12)：1503-1510.

[43]PEDUZZI P，CONCATO J，KEMPER E，et al. A simulation study of the number of events per variable in logistic regression analysis [J]. Journal of Clinical Epidemiology，1996，49(12)：1373-1379.

[44]HAJIFATHALIAN K，UEDA P，LU Y，et al. A novel risk score to predict cardiovascular disease risk in national populations（globorisk）：a pooled analysis of prospective cohorts and health examination surveys[J]. Lancet Diabetes & Endocrinology，2015，3(5)：339-355.

[45]HALLER B. The analysis of competing risks data with a focus on estimation of cause-specific and subdistribution hazard ratios from a mixture model[M]. German，Informatik Und Statistik，2014.

[46]STOVRING H，HARMSEN C G，WISLOFF T，et al. A competing risk approach for the European heart SCORE model based on cause-

specific and all-cause mortality[J]. European Journal of Preventive Cardiology，2013，20(5)：827-836.

[47]BEISER A，D'AGOSTINO R B，SESHADRI S，et al. Computing estimates of incidence，including lifetime risk：Alzheimer's disease in the Framingham study，the practical incidence estimators (PIE) macro[J]. Statistics Medicine，2000，19(11-12)：1495-1522.

[48]VITTINGHOFF E，GLIDDEN D V，SHIBOSKI S C，et al. Regression methods in biostatistics：linear，logistic，survival，and repeated measures models[M]. Gambridge，Springer Science & Business Media，2011.

[49]UNNIKRISHNAN P，KUMAR D K，POOSAPADI A S，et al. Development of health parameter model for risk prediction of CVD using SVM [ J ]. Computational and Mathematical Methods in Medicine，2016：3016245.

[50]MOTWANI M，DEY D，BERMAN D S，et al. Machine learning for prediction of all-cause mortality in patients with suspected coronary artery disease：a 5-year multicentre prospective registry analysis [ J ]. European Heart Journal，2017，38(7)：500-507.

[51]NARAIN R，SAXENA S，GOYAL A K. Cardiovascular risk prediction：a comparative study of Framingham and quantum neural network based approach [ J ]. Patient Preference and Adherence，2016，10：1259-1270.

[52]SUN C，XU F，LIU X，et al. Comparison of validation and application on various cardiovascular disease mortality risk prediction models in Chinese rural population[J]. Scientific Reports，2017，7：43227.

[53]RAJANANDH M G，SURESH S，MANOBALA K，et al. Prediction of cardiovascular risk in cancer patients of south India using WHO/ISH risk prediction charts and Framingham score-A prospective study[J]. Journal of Oncology Pharmacy Practice，2017：1078155217707334.

[54]FATEMA K，RAHMAN B，ZWAR N A，et al. Short-term predictive ability of selected cardiovascular risk prediction models in a rural

Bangladeshi population：a case-cohort study［J］. BMC Cardiovascular Disorders，2016，16（1）：105.

［55］MOTAMED N，MARDANSHAHI A，SARAVI B M，et al. The 10-year absolute risk of cardiovascular （CV） events in northern Iran：a population based study［J］. Materia Socio-medica，2015，27（3）：158-162.

［56］HUA X，MCDERMOTT R，LUNG T，et al. Validation and recalibration of the Framingham cardiovascular disease risk models in an Australian Indigenous cohort［J］. European Journal of Preventive Cardiology，2017：2047487317722913.

［57］LIMA M M，BEZERRA E A，TICIANELI J G. Cardiovascular risk in men aged over 40 in Boa Vista，Brazil［J］. International Journal of Preventive Medicine，2016，7：42.

［58］QUISPE R，BAZO-ALVAREZ J C，BURROUGHS PENA M S，et al. Distribution of short-term and lifetime predicted risks of cardiovascular diseases in peruvian adults［J］. Journal of the American Heart Association，2015，4（8）：e002112.

［59］EHOLIE S P，LACOMBE K，KRAIN A，et al. Metabolic disorders and cardiovascular risk in treatment-naive HIV-infected patients of sub-saharan origin starting antiretrovirals：impact of westernized lifestyle ［J］. AIDS Research and Human Retroviruses，2015，31（4）：384-392.

［60］MOSEPELE M，HEMPHILL L C，PALAI T，et al. Cardiovascular disease risk prediction by the American college of cardiology （ACC）/ American heart association （AHA） atherosclerotic cardiovascular disease （ASCVD） risk score among HIV-infected patients in sub-Saharan Africa ［J］. PLoS One，2017，12（2）：e0172897.

［61］SOOFI M A，YOUSSEF M A. Prediction of 10-year risk of hard coronary events among Saudi adults based on prevalence of heart disease risk factors［J］. Journal of the Saudi Heart Association，2015，27（3）：152-159.

［62］WOLFSON J，VOCK D M，BANDYOPADHYAY S，et al. Use

and customization of risk scores for predicting cardiovascular events using electronic health record data [J]. Journal of the American Heart Association，2017，6(4)：e003670.

[63] BASTUJI-GARIN S，DEVERLY A，MOYSE D，et al. The Framingham prediction rule is not valid in a European population of treated hypertensive patients [J]. Journal of Hypertension，2002，20（10）：1973-1980.

[64]CEDENO MORA S，GOICOECHEA M，TORRES E，et al. Cardiovascular risk prediction in chronic kidney disease patients [J]. Nefrologia，2017，37(3)：293-300.

[65]GARG N，MUDULI S K，KAPOOR A，et al. Comparison of different cardiovascular risk score calculators for cardiovascular risk prediction and guideline recommended statin uses[J]. Indian Heart Journal，2017，69 (4)：458-463.

[66]AMOR A J，SERRA-MIR M，MARTINEZ-GONZALEZ M A，et al. Prediction of cardiovascular disease by the Framingham-REGICOR equation in the high-risk PREDIMED cohort：impact of the mediterranean diet across different risk strata[J]. Journal of the American Heart Association，2017，6(3)：e004803.

[67]THOMPSON-PAUL A M，LICHTENSTEIN K A，ARMON C，et al. Cardiovascular disease risk prediction in the HIV outpatient study[J]. Clinical Infectious Diseases，2016，63(11)：1508-1516.

[68]FRIIS-MOLLER N，RYOM L，SMITH C，et al. An updated prediction model of the global risk of cardiovascular disease in HIV-positive persons：the data-collection on adverse effects of anti-HIV drugs（D：A：D) study [J]. European Journal of Preventive Cardiology，2016，23（2）：214-223.

[69]KRIKKE M，HOOGEVEEN R C，Hoepelman A I，et al. Cardiovascular risk prediction in HIV-infected patients：comparing the Framingham，atherosclerotic cardiovascular disease risk score （ASCVD），

systematic coronary risk evaluation for the Netherlands (SCORE-NL) and data collection on adverse events of anti-HIV drugs (D:A:D) risk prediction models[J]. HIV Medicine, 2016, 17(4): 289-297.

[70]CHEN S C, SU H M, TSAI Y C, et al. Framingham risk score with cardiovascular events in chronic kidney disease[J]. PLoS One, 2013, 8(3): e60008.

[71]MANSELL H, STEWART S A, SHOKER A. Validity of cardiovascular risk prediction models in kidney transplant recipients[J]. The Scientific World Journal, 2014, (2014): 1-13.

[72]ANKER S D, GILLESPIE I A, ECKARDT K U, et al. Development and validation of cardiovascular risk scores for haemodialysis patients [J]. International Journal of Cardiology, 2016, 216: 78-84.

[73]CHOBANIAN A V, BAKRIS G L, BLACK H R, et al. Seventh report of the joint national committee on prevention, detection, evaluation, and treatment of high blood pressure[J]. Hypertension, 2003, 42(6): 1206-1252.

[74]YUAN X, LIU T, WU L, et al. Validity of self-reported diabetes among middle-aged and older Chinese adults: the China health and retirement longitudinal study[J]. BMJ Open, 2015, 5(4): e006633.

[75] WU Y. A study on evaluation of the risk of ischemic cardiovascular diseases in Chinese and the development of simplified tools for the evaluation[J]. Chinese Journal of Cardiology, 2003, 31(12): 893-901.

[76]CONROY R M, PYORALA K, FITZGERALD A P, et al. Estimation of ten-year risk of fatal cardiovascular disease in Europe: the SCORE project[J]. European Heart Journal, 2003, 24(11): 987-1003.

[77]MASSIMO F L, TIZIANA C, STEFANO D. Epidemiology of atrial fibrillation: European perspective[J]. Clinical Epidemiology, 2014, 6 (1): 213-220.

[78]CHUGH S S, HAVMOELLER R, NARAYANAN K, et al.

Worldwide epidemiology of atrial fibrillation: a global burden of disease 2010 study[J]. Circulation, 2014, 129(8): 837-847.

[79]MURPHY N F, SIMPSON C R, JHUND P S, et al. A national survey of the prevalence, incidence, primary care burden and treatment of atrial fibrillation in Scotland[J]. Heart, 2007, 93(5): 606-612.

[80] FURBERG C D, PSATY B M, MANOLIO T A, et al. Prevalence of atrial fibrillation in elderly subjects (the cardiovascular health study)[J]. American Journal of Cardiology, 1994, 74(3): 236-241.

[81] HEERINGA J, VAN DER KUIP D A, HOFMAN A, et al. Prevalence, incidence and lifetime risk of atrial fibrillation: the Rotterdam study[J]. European Heart Journal, 2006, 27(8): 949-953.

[82]WHEELDON N M, TAYLER D I, ANAGNOSTOU E, et al. Screening for atrial fibrillation in primary care[J]. Heart, 1998, 79(1): 50-55.

[83]CHEI C L, RAMAN P, CHING C K, et al. prevalence and risk factors of atrial fibrillation in Chinese elderly: results from the Chinese longitudinal healthy longevity survey[J]. Chinese Medical Journal, 2015, 128 (18): 2426-2432.

[84]GUO Y, TIAN Y, WANG H, et al. Prevalence, incidence, and lifetime risk of atrial fibrillation in China: new insights into the global burden of atrial fibrillation[J]. Chest, 2015, 147(1): 109-119.

[85]SCHNABEL R B, SULLIVAN L M, LEVY D, et al. Development of a risk score for atrial fibrillation (Framingham heart study): a community-based cohort study[J]. Lancet, 2009, 373(9665): 739-745.

[86]ALONSO A, KRIJTHE B P, ASPELUND T, et al. Simple risk model predicts incidence of atrial fibrillation in a racially and geographically diverse population: the CHARGE-AF consortium[J]. Journal of the American Heart Association, 2013, 2: e000102.

[87]KOLEK M J, GRAVES A J, XU M, et al. Evaluation of a prediction model for the development of atrial fibrillation in a repository of e-

lectronic medical records[J]. JAMA Cardiology, 2016, 1(9): 1007-1013.

[88]MB R J P, CROW R S, ZHANG Z M. The minnesota code manual of electrocardiographic findings[M]. Springer London, 2010.

[89]CHOBANIAN A V, BAKRIS G L, BLACK H R, et al. Seventh report of the joint national committee on prevention, detection, evaluation, and treatment of high blood pressure[J]. Hypertension, 2003, 42(6): 1206-1252.

[90]O'NEAL W T, VENKATESH S, BROUGHTON S T, et al. Biomarkers and the prediction of atrial fibrillation: state of the art[J]. Vascular Health and Risk Management, 2016, (2016)12: 297-303.

[91]VILCHEZ J A, ROLDAN V, HERNANDEZ-ROMERO D, et al. Biomarkers in atrial fibrillation: an overview[J]. International Journal of Clinical Practice, 2014, 68(4): 434-443.

[92]MILAN A, CASERTA M A, DEMATTEIS A, et al. Blood pressure levels, left ventricular mass and function are correlated with left atrial volume in mild to moderate hypertensive patients[J]. Journal of Human Hypertension, 2009, 23(11): 743-750.

[93]LAU Y F, YIU K H, SIU C W, et al. Hypertension and atrial fibrillation: epidemiology, pathophysiology and therapeutic implications[J]. Journal of Human Hypertension, 2012, 26(10): 563-569.

[94]VLACHOS K, LETSAS K P, KORANTZOPOULOS P, et al. Prediction of atrial fibrillation development and progression: current perspectives[J]. World Journal of Cardiology, 2016, 8(3): 267-276.

[95]ANUMONWO J M, KALIFA J. Risk factors and genetics of atrial fibrillation[J]. Cardiology Clinics, 2014, 32(4): 485-494.

[96]SABAYAN B, WIJSMAN L W, FOSTER-DINGLEY J C, et al. Association of visit-to-visit variability in blood pressure with cognitive function in old age: prospective cohort study[J]. BMJ (Clinical Research Edition), 2013, 347: f4600.

[97]GAVRIILAKI E, GKALIAGKOUSI E, DOUMA S. Visit-to-

visit blood pressure variability: more to come[J]. Journal of Clinical Hypertension, 2015, 17(2): 116-117.

[98]RAUTAHARJU P M, SOLIMAN E Z. Electrocardiographic left ventricular hypertrophy and the risk of adverse cardiovascular events: a critical appraisal[J]. Journal of Electrocardiology, 2014, 47(5): 649-654.

[99]CHAMBERLAIN A M, AGARWAL S K, FOLSOM A R, et al. A clinical risk score for atrial fibrillation in a biracial prospective cohort (from the atherosclerosis risk in communities [ARIC] study) [J]. American Journal of Cardiology, 2011, 107(1): 85-91.

[100]GLADSTONE D J, DORIAN P, SPRING M, et al. Atrial premature beats predict atrial fibrillation in cryptogenic stroke: results from the EMBRACE trial[J]. Stroke, 2015, 46(4): 936-941.

[101]ALONSO A, ROETKER N S, SOLIMAN E Z, et al. Prediction of atrial fibrillation in a racially diverse cohort: the multi-ethnic study of atherosclerosis (MESA)[J]. Journal of the American Heart Association, 2016, 5(2): e003077.

[102]D'AGOSTINO R B, GRUNDY S, SULLIVAN L M, et al. Validation of the Framingham coronary heart disease prediction scores: results of a multiple ethnic groups investigation[J]. JAMA, 2001, 286(2): 180-187.

[103]THOMSEN T F, MCGEE D, DAVIDSEN M, et al. A cross-validation of risk-scores for coronary heart disease mortality based on data from the glostrup population studies and Framingham heart study[J]. International Journal of Epidemiology, 2002, 31(4): 817-822.

[104]LIU J, HONG Y, D'AGOSTINO R B, et al. Predictive value for the Chinese population of the Framingham CHD risk assessment tool compared with the Chinese multi-provincial cohort study[J]. JAMA, 2004, 291(21): 2591-2599.

[105]HENSE H W, SCHULTE H, LOWEL H, et al. Framingham risk function overestimates risk of coronary heart disease in men and

women from Germany-results from the MONICA Augsburg and the PRO-CAM cohorts[J]. European Heart Journal, 2003, 24(10): 937-945.

[106]DING L, ZHANG C, ZHANG G, et al. A new insight into the role of plasma fibrinogen in the development of metabolic syndrome from a prospective cohort study in urban Han Chinese population[J]. Diabetology & Metabolic Syndrome, 2015, 7(1): 110.

[107] XI B, LIANG Y, HE T, et al. Secular trends in the prevalence of general and abdominal obesity among Chinese adults, 1993-2009[J]. Obesity Reviews, 2012, 13(3): 287-296.

[108]BARKERCOLLO S, BENNETT D A, KRISHNAMURTHI R V, et al. Sex differences in stroke incidence, prevalence, mortality and dalys: results from the global burden of disease study 2013[J]. Lancet Neurology, 2015, 7(10): 915-926.

[109]LIANG Y, LIU R, DU S, et al. Trends in incidence of hypertension in Chinese adults, 1991-2009: the China health and nutrition survey[J]. International Journal of Cardiology, 2014, 175(1): 96-101.

[110]XI B, LIANG Y, REILLY K H, et al. Trends in prevalence, awareness, treatment, and control of hypertension among Chinese adults 1991-2009[J]. International Journal of Cardiology, 2012, 158(2): 326-329.

[111] HERMANS M P, AHN S A, ROUSSEAU M F. The atherogenic dyslipidemia ratio [log (TG)/HDL-C] is associated with residual vascular risk, beta-cell function loss and microangiopathy in type 2 diabetes females[J]. Lipids in Health & Disease, 2012, 11(1): 132.

[112]NATARAJAN S, GLICK H, CRIQUI M, et al. Cholesterol measures to identify and treat individuals at risk for coronary heart disease [J]. American Journal of Preventive Medicine, 2003, 25(1): 50-57.

[113]HO C I, CHEN J Y, CHEN S Y, et al. Relationship between TG/HDL-C ratio and metabolic syndrome risk factors with chronic kidney disease in healthy adult population[J]. Clinical Nutrition, 2014, 34(5): 874-880.

[114]CHIEN K L, SU T C, HSU H C, et al. Constructing the prediction model for the risk of stroke in a Chinese population: report from a cohort study in Taiwan[J]. Stroke, 2010, 41(9): 1858-1864.

[115]LUMLEY T, KRONMAL R A, CUSHMAN M, et al. A stroke prediction score in the elderly: validation and web-based application[J]. Journal of Clinical Epidemiology, 2002, 55(2): 129-136.

[116]CHAMBLESS L E, HEISS G, SHAHAR E, et al. Prediction of ischemic stroke risk in the atherosclerosis risk in communities study[J]. American Journal of Epidemiology, 2004, 160(3): 259-269.

[117]WOLF P A, D'AGOSTINO R B, BELANGER A J, et al. Probability of stroke: a risk profile from the Framingham study[J]. Stroke, 1991, 22(3): 312-318.

[118]ASSMANN G, SCHULTE H, CULLEN P, et al. Assessing risk of myocardial infarction and stroke: new data from the prospective cardiovascular munster (PROCAM) study[J]. European Journal of Clinical Investigation, 2007, 37(12): 925-932.

[119]VARTIAINEN E, LAATIKAINEN T, PELTONEN M, et al. Predicting coronary heart disease and stroke: the finrisk calculator[J]. Global Heart, 2016, 11(2): 213-216.

[120]MANUEL D G, TUNA M, PEREZ R, et al. Predicting stroke risk based on health behaviours: development of the stroke population risk tool (SPoRT)[J]. PLoS One, 2015, 10(12): e0143342.

[121]KOLLER M T, RAATZ H, STEYERBERG E W, et al. Competing risks and the clinical community: irrelevance or ignorance? [J]. Statistics in Medicine, 2012, 31(11-12): 1089-1097.

[122]AUSTIN P C, LEE D S, FINE J P. Introduction to the analysis of survival data in the presence of competing risks[J]. Circulation, 2016, 133(6): 601-609.

[123]NOORDZIJ M, LEFFONDRE K, VAN STRALEN K J, et al. When do we need competing risks methods for survival analysis in nephrol-

ogy? [J]. Nephrology, Dialysis, Transplantation, 2013, 28(11): 2670-2677.

[124]LEVEY A S, STEVENS L A, SCHMID C H, et al. A new e-quation to estimate glomerular filtration rate[J]. Annals of Internal Medicine, 2009, 150(9): 604-612.

[125]FINE J P, GRAY R J. A proportional hazards model for the subdistribution of a competing risk[J]. Journal of the American Statistical Association, 1999, 94(446): 496-509.

[126]WANG L. Report on the Chinese stroke prevention[M]. Beijing: Pecking Union Medical College Press, 2015.

[127]SACCO R L, BENJAMIN E J, BRODERICK J P, et al. Risk factors[J]. Stroke, 1997, 28(7): 1507-1517.

[128]ELKIND M S. Inflammation, atherosclerosis, and stroke[J]. The Neurologist, 2006, 12(3): 140-148.

[129]LIU L, WANG D, WONG K S, et al. Stroke and stroke care in China: huge burden, significant workload, and a national priority[J]. Stroke, 2011, 42(12): 3651-3654.

[130]WANG Y L, WU D, NGUYEN-HUYNH M N, et al. Antithrombotic management of ischaemic stroke and transient ischaemic attack in China: a consecutive cross-sectional survey[J]. Clinical and Experimental Pharmacology & Physiology, 2010, 37(8): 775-781.

[131]O'DONNELL M J, XAVIER D, LIU L, et al. Risk factors for ischaemic and intracerebral haemorrhagic stroke in 22 countries (the inter-stroke study): a case-control study[J]. Lancet, 2010, 376(9735): 112-123.

[132] XU G B, YU B X, WANG X Z, et al. Epidemiology of stroke in urban and rural areas of the People's Republic of China: an analysis of stroke incidence rates in 1986[J]. Journal of Medical Colleges of PLA (China), 1992, 7(1): 7-16.

[133]GROUP N D. Risk assessment chart for death from cardiovascular disease based on a 19-year follow-up study of a Japanese representative population[J]. Circulation Journal, 2006, 70(10): 1249-1255.

[134] VARBO A, NORDESTGAARD B G, TYBJAERGHANSEN A, et al. Nonfasting triglycerides, cholesterol, and ischemic stroke in the general population[J]. Annals of Neurology, 2011, 69(4): 628.

[135] EBRAHIM S, SMITH G D. Serum cholesterol, haemorrhagic stroke, ischaemic stroke, and myocardial infarction: Korean national health system prospective cohort study[J]. BMJ (clinical research edition), 2006, 333(7557): 22.

[136] LINDENSTRØM E, BOYSEN G, NYBOE J. Influence of total cholesterol, high density lipoprotein cholesterol, and triglycerides on risk of cerebrovascular disease: the copenhagen city heart study[J]. BMJ Clinical Research, 1994, 309(6946): 11-15.

[137] SIMONS L, MCCALLUM J, FRIEDLANDER Y, et al. Risk factors for ischemic stroke: dubbo study of the elderly[J]. Stroke, 1998, 29(7): 1341-1346.

[138] SHAHAR E, CHAMBLESS L E, ROSAMOND W D, et al. Plasma lipid profile and incident ischemic stroke: the atherosclerosis risk in communities (ARIC) study[J]. Stroke, 2003, 34(3): 623.

[139] LIPPI U, CAPPELLETTI P, SIGNORI D, et al. Clinical chemical indexes and severity of coronary atherosclerosis[J]. Clinica Chimica Acta, 1983, 130(3): 283.

[140] YANG D, LIU X, XIANG M. The correlation between lipids ratio and degree of coronary artery stenosis[J]. High Blood Pressure & Cardiovascular Prevention, 2011, 18(2): 53-56.

[141] GAZIANO J M, HENNEKENS C H, O'DONNELL C J, et al. Fasting triglycerides, high-density lipoprotein, and risk of myocardial infarction[J]. Circulation, 1997, 96(8): 2520-2525.

[142] KIMURA T, ITOH T, FUSAZAKI T, et al. Low-density lipoprotein-cholesterol/high-density lipoprotein-cholesterol ratio predicts lipid-rich coronary plaque in patients with coronary artery disease-integrated-backscatter intravascular ultrasound study[J]. Circulation Journal, 2010,

74(7): 1392-1398.

[143]FUJIHARA K, SUZUKI H, SATO A, et al. Carotid artery plaque and LDL-to-HDL cholesterol ratio predict atherosclerotic status in coronary arteries in asymptomatic patients with type 2 diabetes mellitus [J]. Journal of Atherosclerosis and Thrombosis, 2013, 20(5): 452-464.

[144]LEWINGTON S, WHITLOCK G, CLARKE R, et al. Blood cholesterol and vascular mortality by age, sex, and blood pressure: a meta-analysis of individual data from 61 prospective studies with 55,000 vascular deaths[J]. Lancet, 2007, 370(9602): 1829-1839.

[145]HANAK V, MUNOZ J, TEAGUE J, et al. Accuracy of the tri-glyceride to high-density lipoprotein cholesterol ratio for prediction of the low-density lipoprotein phenotype B[J]. American Journal of Cardiology, 2004, 94(2): 219-222.

[146]SONG Y, YANG Y, ZHANG J, et al. The apoB100/apoA I ra-tio is independently associated with the severity of coronary heart disease: a cross sectional study in patients undergoing coronary angiography [J]. Lipids in Health & Disease, 2015, 14(1): 150.

[147] TSAI C F, THOMAS B, SUDLOW C L. Epidemiology of stroke and its subtypes in Chinese vs white populations: a systematic review[J]. Neurology, 2013, 81(3): 264-272.

[148]ANDERSEN K K, OLSEN T S. Body mass index and stroke: o-verweight and obesity less often associated with stroke recurrence[J]. Jour-nal of Stroke and Cerebrovascular Diseases, 2013, 22(8): e576-581.

[149]SMITH N M, PATHANSALI R, BATH P M. Platelets and stroke[J]. Vascular medicine, 1999, 4(3): 165-172.

[150]LINDEMANN S, KRÄMER B, SEIZER P, et al. Platelets, inflammation and atherosclerosis[J]. Journal of Thrombosis and Haemostasis, 2007, 5(1): 203-211.

[151]LIM S T, COUGHLAN C A, MURPHY S J, et al. Platelet function testing in transient ischaemic attack and ischaemic stroke: a com-

prehensive systematic review of the literature[J]. Platelets，2015，26(5)：402-412.

[152]HA S I，CHOI D H，KI Y J，et al. Stroke prediction using mean platelet volume in patients with atrial fibrillation[J]. Platelets，2011，22(6)：408-414.

[153]HAN J Y，CHOI D H，CHOI S W，et al. Stroke or coronary artery disease prediction from mean platelet volume in patients with type 2 diabetes mellitus[J]. Platelets，2013，24(5)：401-406.

[154]LAU B，COLE S R，GANGE S J. Competing risk regression models for epidemiologic data[J]. American Journal of Epidemiology，2009，170(2)：244-256.